PROGRESS 症例解析演習

―最適薬物治療へのアルゴリズム―

明治薬科大学教授　越前宏俊　編著

明治薬科大学教授　石橋賢一
明治薬科大学講師　小川竜一　著

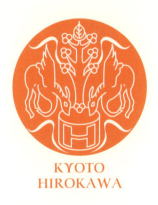

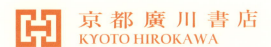

ま え が き

　近年，6年制薬学教育もようやく軌道に乗り，教育内容も6年制薬学教育の目指すものに近づきつつある．

　従来の薬剤師の主たる業務は，患者の疾患診断が確定し，初期薬物治療の導入と微調整が終わった後に安定した維持期に到達してから開始されることが多かった．それゆえ，薬剤師の薬物治療への貢献は主として治療薬物のアドヒアランス維持と副作用のモニタリングにならざるを得なかった．

　しかし，今後，薬剤師の治療への関与が広範囲になっていくと，薬剤師業務は薬物治療の初期検討段階へ，さらには薬物治療選択自体の関与へと遡行していくだろう．その時に必要な能力は，病態生理に基づくより深い薬物治療の理解である．各種疾患の標準的薬物治療ガイドラインは膨大な臨床試験と臨床経験を，標準的な患者の治療に落とし込んだものであり，必ずしも目の前の個別患者に最適の薬物治療を推奨してくれるとは限らない．ガイドライン策定の背景を理解し，それをいかに個別患者の治療に適切に活用し，応用できるかを判断する能力は，症例解析の積重ねにより初めて身につくものである．

　本書は，本学の症例解析演習の経験と知識を基礎として作成されており，本書の利用を通して，真の薬物治療に目を開かれる学生がいるとすれば，著者らの喜びとするところである．

　最後に，本書出版に際し，企画・編集・校正に多くの時間をかけて頂いた京都廣川書店の廣川重男社長，来栖　隆氏，鈴木利江子氏を始めとする同社編集部の方々に深く御礼申し上げる．

2015年2月

著者を代表して

越前宏俊

目　　次

序章　本書の構成と利用方法　　　　　　　　　　　　　　　　　　　*1*

第1章　高血圧　　　　　　　　　　　　　　　　　　　　　　　　　*3*

1-1　症例1　高血圧（レベル1） ································· *4*
1-2　症例2　高血圧（レベル3） ································· *7*

第2章　虚血性心疾患　　　　　　　　　　　　　　　　　　　　　　*11*

2-1　症例1　不安定狭心症（レベル2） ··························· *12*
2-2　症例2　急性心筋梗塞（レベル3） ··························· *15*

第3章　気管支喘息　　　　　　　　　　　　　　　　　　　　　　　*19*

3-1　症例1　気管支喘息（レベル1） ····························· *20*
3-2　症例2　アスピリン喘息（レベル2） ························· *23*
3-3　症例3　慢性閉塞性肺疾患（COPD）（レベル1） ··············· *26*

第4章　肺　炎　　　　　　　　　　　　　　　　　　　　　　　　　*29*

4-1　症例1　市中感染肺炎（肺炎球菌）（レベル1） ··············· *30*
4-2　症例2　誤嚥性肺炎（レベル2） ····························· *33*
4-3　症例3　肺結核症（レベル1） ······························· *36*

第5章　精神神経疾患　　　　　　　　　　　　　　　　　　　　　　*39*

5-1　症例1　うつ病（レベル1） ································· *39*

5-2　症例2　双極性I型障害（レベル2） ……………………………… *43*

5-3　症例3　統合失調症（レベル3） ……………………………………… *47*

第6章　肝疾患　　*51*

6-1　症例1　急性A型肝炎ウイルス感染症（レベル1） …………… *52*

6-2　症例2　慢性C型肝炎ウイルス感染症（レベル1） …………… *55*

6-3　症例3　肝硬変症（レベル2） ……………………………………… *58*

第7章　糖尿病　　*63*

7-1　症例1　2型糖尿病（レベル1） …………………………………… *64*

7-2　症例2　1型糖尿病（レベル1） …………………………………… *68*

7-3　症例3　2型糖尿病合併症（レベル2） …………………………… *71*

第8章　脂質代謝異常症　　*75*

8-1　症例1　脂質異常症（レベル1） …………………………………… *76*

8-2　症例2　急性心筋梗塞（レベル2） ………………………………… *79*

第9章　自己免疫疾患（膠原病）　　*83*

9-1　症例1　関節リウマチ（レベル1） ………………………………… *83*

9-2　症例2　全身性エリテマトーデス（SLE）（レベル1） ………… *87*

第10章　慢性腎臓病（CKD）　　*91*

10-1　症例1　尿毒症（レベル1） ………………………………………… *92*

10-2　症例2　尿毒症（糖尿病性腎症）（レベル2） …………………… *96*

10-3　症例3　IgA腎症（レベル3） ……………………………………… *99*

第11章　ネフローゼ症候群　　　　　　　　　　　　　　　　　　　　　103

11-1　症例1　ネフローゼ症候群（微小変化型群）（レベル1）················ 104
11-2　症例2　ネフローゼ症候群（膜性腎症）（レベル2）···················· 107
11-3　症例3　急速進行性糸球体腎炎（レベル3）···························· 110

第12章　パーキンソン病　　　　　　　　　　　　　　　　　　　　　　113

12-1　症例1　パーキンソン病（レベル1）·································· 114
12-2　症例2　パーキンソン病（レベル2）·································· 117
12-3　症例3　パーキンソン病（レベル3）·································· 120

第13章　不整脈（心房細動）　　　　　　　　　　　　　　　　　　　　123

13-1　症例1　非弁膜症性心房細動（レベル1）······························ 124
13-2　症例2　心房細動（レベル1）·· 127

第14章　消化性潰瘍・逆流性食道炎　　　　　　　　　　　　　　　　　131

14-1　症例1　十二指腸潰瘍（レベル1）···································· 132
14-2　症例2　NSAIDs（非ステロイド系抗炎症薬）誘発性胃潰瘍（レベル2）··· 135
14-3　症例3　逆流性食道炎（レベル1）···································· 138

第15章　悪性腫瘍　　　　　　　　　　　　　　　　　　　　　　　　　141

15-1　症例1　乳がん（レベル1）·· 141
15-2　症例2　大腸がん（レベル1）·· 145
15-3　症例3　前立腺がん（レベル1）······································ 149

第 16 章　薬物有害反応　　　153

16-1　症例 1　薬物誘発性皮膚障害（レベル 1）……………………… *154*
16-2　症例 2　薬物相互作用（レベル 2）………………………………… *157*
16-3　症例 3　薬物中毒（レベル 3）……………………………………… *160*

付録 1：臨床検査データ基準値一覧　薬物血中濃度モニタリング …… *163*
付録 2：略語一覧 ………………………………………………………… *169*

索　引 …………………………………………………………………… *173*

序章 本書の構成と利用方法

1. 本書の構成

　本書では薬物治療を学ぶ薬学生が無理なく症例解析の学習に入れるよう，いくつかの仕組みを考えた．各章の冒頭には"プレテスト"を配置した．プレテストは，その章で学ぶ疾患の基本的な知識を確認するために作成されている．最も基本的な内容を確認する内容なので，おそらく疾患の詳しい教科書などを精読する必要はなく，疾患の概要解説などを一読すれば答えられる内容であろう．演習前に事前学習を行うことは，演習教育を成功させるために必須ではあるが，薬学生は他に勉強する科目も多く，症例解析のみに過剰な事前学習を行うことはできない．そのような観点から，プレテストでは基本事項の確認にとどめた．

　次いで，各章には平均的に三つの"模擬症例"を配置した．また，症例の後には，重点事項について，"Step by Step"で回答しながら理解を深める設問が配置されている．この設問に答えるためには，教科書やガイドラインの精読が必要である．そのため，この部分は学生が授業中に数名の演習グループ内で役割を分担して実施できるように内容を考えた．共同学習者が自分の成果を持ち寄り，知識を総合し討論することにより，短時間でその疾患の全体にわたる深い知識を得ることができるだろう．

　その後には，息抜きの場として"コラム"を設け，薬物治療に関係する逸話やトピックスを学べるようにした．最後には"まとめ"として，その症例での要点を確認する構成にしてある．コラムとまとめは，復習の際に役立つようにとの配慮である．また，症例解析演習に役立つように必要最小限の検査値，TDM情報，医療略語などは巻末に一覧表として記載した．

2. 利用方法

　本書は症例解析演習の入門書として企画されている．したがって症例もことさら複雑な内容は避けてある．現病歴は簡明とし，身体所見と検査所見の記載も系統的・網羅的ではなく直接演習内容に関係するものだけにとどめた．そのため症例の記載は実際の記録より見通しが良くなっている．

　本書は，演習教育での使用を想定した構成になっているが，もちろん独習用の教材としても利用できる．学生によってはそのような利用形態を好む人もいるだろう．その場合には各質問を心ゆくまで掘り下げて深めてほしい．その経過で臨床的な設問には正誤（Yes・No）だけでは解決できない問題も多いことに気づくだろう．その段階に到達できたならば学習者のレベルは一段と高くなったといえる．本書で症例解析へのアプローチの基本方法を身につければ，臨床実習あるいは卒業後の臨床の場で実際の薬物治療に直面しても自信を持って対応できるだろう．

第1章 高血圧

プレテスト 1～10の各問についてY（Yes 正）・N（No 誤）で答えなさい．

❶ 複数回測定した血圧が160/100 mmHg以上で高血圧と判断される．（Y・N）

❷ 血圧管理には塩分摂取量を減らすことが有効である．（Y・N）

❸ 高血圧を放置すると心臓血管のみならずあらゆる臓器に障害を引き起こす．（Y・N）

❹ とくに合併症のない高血圧患者に対してはβ遮断薬が第一選択薬となる．（Y・N）

❺ 一般に，家庭血圧は医療機関での血圧よりも高い．（Y・N）

❻ 緊急の降圧が必要な場合は静注医薬品が使用される．（Y・N）

❼ アンジオテンシン変換酵素阻害薬とアンジオテンシンⅡ受容体拮抗薬の併用は有効かつ安全であるため広く推奨される二剤併用療法である．（Y・N）

❽ すべてのカルシウム拮抗薬はグレープフルーツジュースと併用禁忌である．（Y・N）

❾ 妊娠時の高血圧に対してはアンジオテンシン変換酵素阻害薬が第一選択である．（Y・N）

❿ 降圧目標値は患者の合併症や年齢によって異なる．（Y・N）

1-1　症例 1　高血圧（レベル 1）

1　患者　45 歳，男性

【主訴】受診時にはとくになし

【現病歴】2 日前の夜，自宅でテレビを見ている最中に目の前が真っ暗になりふらつくような症状が現れたため心配になり当院夜間外来を受診．受診時の診察にて血圧 168/70 mmHg を認めたが，症状は消失していて緊急性はないとの判断により，食事と運動のアドバイスを受けて帰宅．本日，あらためて外来受診となる．

【既往歴】とくになし

【生活歴】喫煙習慣あり（1 日 20 本），ビールを 1 日 2 瓶ほど飲む．

【アレルギー歴】なし

【薬歴】なし

【身体所見】身長 168 cm，体重 75 kg，血圧 165/70 mmHg，脈拍数 90 回 / 分（整）

【検査所見】血液：一般生化学検査の結果はすべて正常範囲内

【臨床診断名】＃ 1．高血圧症

2　Step by Step 症例解析

Step 1. 高血圧とはどんな状態の時に診断されますか？

Step 2. この患者の高血圧のグレード？

Step 3. この患者にとって望ましい血圧管理目標値？

Step 4. この患者の心血管疾患発症リスクを軽減するために，血圧管理以外に必要な治療やアドバイスは何でしょうか？
1) 必要な治療とアドバイス
2) その理由

Step 5. 高血圧治療に用いられる薬物を薬効群に分けて列挙しなさい．

Step 6. この患者に対する第一選択として好ましい薬効群は何ですか？

Step 7. 選択した薬効群について
1) 具体的な医薬品を1つ選択しなさい
2) 選択した医薬品の望ましい開始用量と用法？
3) 選択した医薬品の高血圧治療における最大用量？
4) 選択した医薬品の禁忌を挙げなさい
5) 選択した医薬品の注意すべき副作用を3つ挙げなさい

Step 8. この患者の心血管疾患発症リスクについて考察しなさい．

3　コラム

　患者の背景や合併病態により，特にある群の降圧薬が他の薬効群の薬物よりも，その患者にとって付加価値がある場合には，その薬物を選択することは基本だが，本態性高血圧の治療は生涯にわたって必要となるため，比較的安価な医薬品を選択することも医療経済の観点から重要である．また，医薬品を服用している以上，患者は副作用のリスクに常にさらされ続ける．長年安全に薬物治療が行われているように思えても，薬物相互作用や加齢や疾病による薬物消失臓器機能の低下によって医薬品の効果や副作用の現れ方が変化するため，長期にわたって継続的に薬物治療をモニタリングしていくことが地域医療における薬剤師の大切な使命である．

4　まとめ

・高血圧は基本的に無症状である．
・将来の動脈硬化性血管疾患リスクを低減することが高血圧治療の真の目標である．
・患者の背景情報をよく吟味し，最も有効で，最も安全に使用できる医薬品を選択する．

1-2 症例2 高血圧（レベル3）

1 患者 65歳，男性

【主訴】とくになし（血圧精査目的にて来院）
【現病歴】高血圧症，糖尿病，および脂質異常症にて外来通院中．先日の定期外来受診にて血圧230/132 mmHg を指摘された．受診時に強い自覚症状はなかったが，患者の話によると最近は息切れを感じることが時折あるとのこと．血圧が異常に高いためそのまま救急外来で精査となる．
【既往歴】高血圧症（40代～），糖尿病（10数年前～），脂質異常症（10年前～）
【家族歴】父：心不全（他界），母：脳卒中（60歳代にて他界），兄：高血圧症，脂質異常症
【生活歴】既婚，定年退職してからは無職，10年前に禁煙（それまでは1日20本を40年間），最近は機会飲酒程度
【薬歴】アスピリン（バイアスピリン®）100 mg　1回1錠　1日1回　朝食後
アテノロール（テノーミン®）50 mg　1回1錠　1日1回　朝食後
エナラプリル（レニベース®）10 mg　1回1錠　1日1回　朝食後
シンバスタチン（リポバス®）20 mg　1回1錠　1日1回　就寝前
メトホルミン（メトグルコ®）750 mg　1回1錠　1日2回　朝夕食後
グリメピリド（アマリール®）1 mg　1回1錠　1日2回　朝夕食前
※ここ1～2か月は上記の薬を全く服用していなかった（薬を紛失）
【アレルギー歴】なし
【身体所見】身長165 cm，体重58 kg，血圧230/132 mmHg，脈拍数90回/分（整），呼吸数24回/分，体温36.5℃，眼底検査：網膜細動脈の限局狭窄（＋），火炎状出血（＋），綿状白斑（＋），黄斑浮腫（＋）
【検査所見】血液：Na 140, K 4.0, Cl 100, HCO_3^- 28, BUN 46, Cr 2.12, Glu 223, Hb 13.5, Hct 44.4％, WBC 7,800, Plt 27, AST 35, ALT 42, Troponin-I＜0.5, CK 105, CK-MB 12

尿アルブミン／クレアチニン比：220 mg/g，血液（－），WBC 1-4/hpf
【胸部X線写真】心胸郭比55％，肺うっ血（－）
【心電図所見】洞調律，ST-T変化なし
【臨床診断名】#1. 高血圧，#2. 糖尿病，#3. 脂質異常症

2 Step by Step 症例解析

Step 1. この症例情報のうち高血圧と関連する所見はどれですか？
  1) 自覚所見（Subjective data）
  2) 他覚所見（Objective data）

Step 2. この患者は高血圧切迫症と高血圧緊急症のどちらと判断できますか（理由とともに）？

Step 3. この患者は入院が必要ですか（判断を理由とともに述べなさい）？

Step 4. この患者の治療のゴール？

Step 5. この患者に対して有効だと考えられる非薬物治療？

Step 6. この患者に対して選択しうる薬物治療法？
  1) 薬剤選択
  2) 投与経路
  3) 投与間隔
  4) 治療期間

Step 7. 薬物治療の効果と副作用をモニターするための項目？
  1) 効果のモニター項目
  2) 副作用のモニター項目

3 コラム

　静注降圧薬は作用発現が速やかでかつ半減期の短い薬物が多く（ニカルジピンやジルチアゼム，ニトログリセリン，ニトロプルシドナトリウムなど），患者の応答性を見ながら注入速度を増減することができるため，緊急に血圧を管理する状況下で用いられる．救急・集中治療領域で持続注入される医薬品の投与速度は $\mu g/kg/min$ の単位（γ ガンマと呼ばれることもある）で表現されるが，実際の投与は単位時間当たりに投与する溶液量（mL/min）として指示されるため，製剤の規格と希釈溶媒量，投与速度から点滴速度への換算に慣れておこう．

4 まとめ

・緊急的な降圧を要する状況では静注医薬品が用いられる．
・高血圧緊急症は入院治療が必要である．
・降圧目標は段階的に設定される．
・カルシウム拮抗薬のボーラス投与は反射性頻脈のリスクが高いので推奨されない．

第2章 虚血性心疾患

プレテスト 1～10の各問についてY（Yes 正）・N（No 誤）で答えなさい．

❶ 心筋梗塞は冠動脈の狭窄，狭心症は冠動脈の完全閉塞が原因で生じる．（Y・N）

❷ 狭心症患者におけるST低下は発作時にのみ観察される．（Y・N）

❸ 高血圧，脂質異常症，糖尿病，喫煙，肥満，加齢はいずれも虚血性心疾患発症の危険因子である．（Y・N）

❹ ニトログリセリン・スプレーは狭心症発作時に頓用で用いられる．（Y・N）

❺ ニトログリセリン貼付剤は毎日24時間貼り続けることで有効性を発揮する．（Y・N）

❻ 冠攣縮性狭心症の第一選択薬はβ遮断薬である．（Y・N）

❼ 薬剤溶出性ステントを留置した患者では低用量アスピリンとP2Y12受容体拮抗薬をおよそ1年間併用投与することが一般に推奨されている．（Y・N）

❽ 急性心筋梗塞発症12時間以内の患者では血栓溶解剤の投与を検討する．（Y・N）

❾ 急性心筋梗塞後に心室期外収縮を認める患者では抗不整脈薬の長期投与が有効である．（Y・N）

❿ 虚血性心疾患により心拍出量が低下している患者ではアンジオテンシン変換酵素阻害薬の長期投与が有効である．（Y・N）

2-1 症例1　不安定狭心症（レベル2）

1　患者　68歳，男性

【主訴】夜間の胸痛
【現病歴】10年前，労作時の胸痛をきっかけに冠動脈の3枝病変を指摘され冠動脈バイパス術を施行．その後胸痛を認めていなかったが，昨年，労作時の胸痛発作が再発した．その際の冠動脈造影にて右冠動脈に新規狭窄を認めたため金属ステントを留置．先週再び労作時の胸痛を認めるも安静にて軽快．昨晩，再度強い胸痛を自覚し，救急搬送となる．
【既往歴】高血圧症（30歳～），慢性腎不全（5年前から血液透析を実施している；月水金）
【生活歴】喫煙習慣あり（1日10本），ビールを1日1缶（500 mL）
【アレルギー歴】なし
【薬歴】アスピリン（バイアスピリン®）100 mg　1回1錠　1日1回　朝食後
　　　　クロピドグレル（プラビックス®）75 mg　1回1錠　1日1回　朝食後
　　　　エソメプラゾール（ネキシウム®）20 mg　1回1カプセル　1日1回　朝食後
　　　　ピタバスタチン（リバロ®）1 mg　1回1錠　1日1回　夕食後
　　　　シナカルセト（レグパラ®）25 mg　1回2錠　1日1回　夕食後
　　　　セベラマー（フォスブロック®）250 mg　1回3錠　1日3回　毎食直前
　　　　沈降炭酸カルシウム（カルタン®）500 mg　1回2錠　1日3回　毎食直後
　　　　ニトログリセリン舌下スプレー（ミオコール®スプレー）0.3 mg　1回1噴霧　胸痛時
【身体所見】身長165 cm，体重59 kg（透析後），血圧104/60 mmHg，脈拍数80回/分（整）
【検査所見】血液：TP 6.8, Alb 3.2, LFTs wnl, Cr 11.2, BUN 58, CK 65, CK-MB 10, Na 137, K 5.0, Cl 104, Ca 8.1, Mg 2.1, IP 2.4, TC 110, HDL-C 30, LDL 60, TG 100
【臨床診断名】＃1. 不安定狭心症，＃2. 慢性腎不全，＃3. 高血圧症

2　Step by Step 症例解析

Step 1. 不安定狭心症とはどんな状態ですか？

Step 2. この患者の治療のゴールは何ですか（段階的に）？

Step 3. 不安定狭心症の治療に用いられる薬効群には何がありますか？

【臨床経過】入院後の冠動脈造影検査にて左前下降枝 #9 に狭窄を認め，薬剤溶出性ステントが留置された．

Step 4. 金属ステントと薬剤溶出性ステントの違いは何ですか？また，留置したステントの種類によって薬物治療はどう変わりますか？

Step 5. この患者に対する今後の不安定狭心症治療の第一選択薬として好ましい薬効群は何ですか？

Step 6. 選択した薬効群について
　　1）具体的な医薬品を1つ選択しなさい．
　　2）選択した医薬品の望ましい開始用量と用法？
　　3）選択した医薬品の透析除去率？
　　4）選択した医薬品の禁忌を挙げなさい．
　　5）選択した医薬品の注意すべき副作用を3つ挙げなさい．

Step 7. この患者の心血管病の二次予防目的として，さらに必要な治療やアドバイスはありますか？
　　1）必要な治療とアドバイス
　　2）その理由

Step 8. この患者が携帯すべき発作治療薬を1つ提案し，その具体的な使用法を説明しなさい．

3　コラム

　冠動脈ステントを留置後の再狭窄予防はアスピリンとクロピドグレルの2剤併用抗血小板療法（dual anti-platelet therapy：DAPT）が基本だが，クロピドグレルの他にもチクロピジンやプラスグレルも選択可能である．それぞれ，薬物間相互作用や副作用の発現リスク，エビデンスなどの観点で個性があるため，使い分けのポイントを考えておくとよい．また，抗凝固薬であるワルファリンの併用が必要な患者に遭遇した場合に，DAPTとワルファリンを併せた抗血栓薬の3剤併用療法が効果と副作用の両観点から有益であるか否かについては明確な結論は出ていない．

4　まとめ

・不安定狭心症は心筋梗塞へと進展するリスクがある．
・心血管病のリスク因子を総合的に管理することが重要である．
・進展抑制や予後改善効果が証明されている医薬品を積極的に選択する．
・血液透析患者では，透析による薬物除去も考慮する．

2-2 症例2 急性心筋梗塞（レベル3）

1 患者 60歳，男性

【主訴】胸痛（痛みの強度：9/10～10/10）

【現病歴】1週間前の明け方就寝中に胸痛により覚醒し，症状は1分ほど持続した．昼間に近医にて心電図検査を行うも異常所見なく硝酸イソソルビド貼付剤（フランドル®テープ）が処方された．翌日から2日間続けて早朝に1分ほどの胸痛を自覚．本日23:00頃入浴中に強い胸痛が出現し症状持続するため，救急車にて24:15に来院．

【既往歴】高血圧症（20年ほど前に指摘）

【家族歴】冠動脈疾患の家族歴なし

【生活歴】喫煙習慣あり，飲酒習慣あり

【薬歴】アムロジピン（ノルバスク®）2.5 mg　1回1錠　1日1回　朝食後（数年前～）

【アレルギー歴】薬物アレルギーなし，花粉症あり

【身体所見】意識清明，呼吸苦（±），身長170 cm，体重72.5 kg，血圧150/108 mmHg，脈拍数65回/分（整），呼吸数24回/分，体温36.2℃，SAT 96％（RA），湿性ラ音（+），心雑音なし，Ⅲ/Ⅳ音なし

【検査所見】血液：WBC 9,900，RBC 470，Hb 14.2，Hct 44，Plt 230，AST 23，ALT 22，LDH 230，CK 70，CK-MB 0，Cr 0.78，BUN 22，Na 143，K 3.8，Cl 107，Glu 180

【心電図所見】Ⅱ，Ⅲ，aV_F，V_{1-5}にST上昇あり

【心エコー所見】前壁中隔壁運動なし，LVEF 51％

【臨床診断名】#1．急性前壁中隔心筋梗塞（Day-1　23:00 onset）

2 Step by Step 症例解析

Step 1. この症例情報のうち心筋梗塞と関連する所見はどれですか？
 1) 自覚所見（Subjective data）
 2) 他覚所見（Objective data）

Step 2. 心筋梗塞の患者が緊急搬送されてきた際にまず行うべき治療は何ですか？
 胸痛，呼吸，血管，予後などの観点で分けて考えなさい．

Step 3. t-PA 製剤とは何ですか？また，心筋梗塞患者で適応となる条件を調べなさい．

Step 4. この患者に対して必要な緊急治療内容を具体的に挙げなさい．なお，静脈内投与製剤に関しては，具体的な投与速度や使用上の注意についても明記しなさい．

Step 5. この患者で今後上昇してくると予想される血液検査値は何ですか？

【臨床経過】冠動脈造影にて左前下降枝および左回旋枝の高度狭窄が責任病変と判断され，薬剤溶出性ステントが 2 か所に留置された（25～50％狭窄は責任病変以外に数カ所残存）．

Step 6. この患者が今後長期的に行うべき薬物治療法は何ですか？
 1) 薬剤選択
 2) 投与経路
 3) 投与間隔
 4) 治療期間

Step 7. 薬物治療の効果と副作用をモニターするための項目は何ですか？
 1) 効果のモニター項目
 2) 副作用のモニター項目

Step 8. この患者が行うべき非薬物治療法は何ですか？具体的にアドバイスしなさい．

3 コラム

　心血管病患者では，背景に高血圧や糖尿病，脂質異常などを合併し，高齢で，腎機能も低下している患者が多い．これら1つひとつの問題点に対して医薬品が段階的に処方されてくることによって，結果として非常に多くの医薬品を服用する傾向にある．さらに，多剤併用によって生じた相互作用や副作用症状に対して対症療法薬が追加されることもあり，ますます処方薬は増える．この負の循環を解消するため，複数の問題点に対して有効な医薬品を積極的に選択することによって総薬剤数を減らすような臨床活動が薬剤師には求められるだろう．

4 まとめ

・心筋梗塞後の特徴的な検査値の推移は発症時刻の推定に役立つ．
・t-PA製剤は，有効性が有害性に勝ると考えられる患者をよく見極めて適応する．
・循環器領域で用いられる静注医薬品にはPVCチューブへの吸着が問題となるものが比較的多い．
・虚血性心疾患の長期管理では，残存狭窄や梗塞後心不全の有無によっても治療内容が異なる．

第3章 気管支喘息

プレテスト 1〜10の各問についてY（Yes 正）・N（No 誤）で答えなさい．

❶ 気管支喘息の痰には好塩基球が多くみられる．（Y・N）

❷ 気管支喘息のアレルゲンに対する発作に関係する免疫反応はⅠ型アレルギー反応である．（Y・N）

❸ 典型的な気管支喘息では，気管支拡張薬でFEV1 25％以上，かつ400 mL以上の改善がみられる．（Y・N）

❹ 気管支喘息発作には β_1 刺激薬（作動薬）の吸入が有効である．（Y・N）

❺ 気管支喘息発作の急性期治療にはステロイド吸入薬が有効である．（Y・N）

❻ 抗ヒスタミン薬の投与は気管支喘息発作時に禁忌である．（Y・N）

❼ オマリズマブはIgGとクロスリンクする．（Y・N）

❽ 気管支喘息患者ではアレルゲンを吸入して直後の急性発作が消失しても24時間後に再び呼吸が苦しくなることがある．（Y・N）

❾ 肥満細胞はヒスタミンなどの化学伝達物質を放出する．（Y・N）

❿ サルブタモールは長時間作用型 β_2 刺激薬（LABA：long acting β_2 agonist）である．（Y・N）

3-1 症例1　気管支喘息（レベル1）

1　患者　43歳，女性

【主訴】夜間の咳

【現病歴】40歳ごろから夜間の咳込みと喘鳴が週1〜2回程度出現するようになり，咳込みが激しいときには起座呼吸になることもあった．当医院を受診した時点では，呼吸機能検査は正常だったが，血液検査で好酸球増多があり，免疫グロブリンIgEが上昇していた．しかし，抗原特異的IgE抗体価測定（IgE radioallergosorbent test；RAST）は全33項目で陰性であった．昨夜はよく睡眠できず，食欲がなく朝食はほとんど取れなかった．喉がいがらっぽくなり，熱感もあったので横になっていた．そのうちとくに誘因なく痰は出ないが咳込んでいるうちに呼吸困難が出現し，増強し，苦しくて椅子に座って机に寄りかかるようになった．吸入薬を1回吸入しても改善しないため，10分後に再度吸入したが改善しないので，家人とともに車で再び当院に来院した．

【既往歴】とくになし

【生活歴】2児の母親，スーパーでレジのパートタイム，喫煙（20歳から1日10本，ペット飼育：ネコ1匹

【家族歴】喘息（−），アレルギー疾患（−）

【身体所見】息苦しくて，長い会話は困難だが，単語で意思疎通ができる．意識は清明．体温37.8℃，血圧154/84 mmHg，脈拍数130回/分，呼吸数25回/分で努力様の呼吸．頸部リンパ節腫脹なし．咽頭発赤あり．聴診では喘鳴と呼気延長（＋）．心音は頻脈で不整はないが，呼吸音のために心雑音はよく聴診できず．貧血，黄疸，浮腫，ばち指なし．

【検査所見】WBC 8,000（好酸球8%）．生化学検査は正常範囲．CRP，赤沈は正常範囲．

【胸部X線写真】肺気腫像（両肺の過膨張，横隔膜平定化）

【呼吸機能検査（発作時）】%肺活量75%，1秒率65%．ピークフロー150
　　　　　　　　　血液ガス pH 7.48，PaO_2 83，$PaCO_2$ 32，HCO_3 25（room air）

【処方】
　フルチカゾンプロピオン酸エステルディスカス（フルタイド® ディスカス）100 μg
　　1回1吸入　1日2回　朝夕
　サルブタモールインヘラー（サルタノール® インヘラー）100 μg
　　1回2吸入　発作時（1日4回まで）

【臨床診断名】＃1．気管支喘息

2　Step by Step 症例解析

Step 1. この患者で観察される呼吸困難は気管支喘息といえるか？他に考えられる疾患はないか？発熱の原因？

Step 2. この患者の呼吸機能を解析しなさい．喘息発作と診断するには何が必要か？

Step 3. 好酸球が増加している場合に考慮するべき疾患は何か？

Step 4. 検査所見の RAST に陽性の項目があった場合の対処法？

Step 5. 治療薬は適切か？

Step 6. この患者の喘息の重症度と薬物治療のゴール？

Step 7. 気管支喘息治療の薬物を発作治療薬（リリーバー）と長期管理治療薬（コントローラー）に分けて，治療法を提案しなさい．

Step 8. 治療モニタリングに用いるピークフローメーターについて説明しなさい．

Step 9. サルブタモールなどの β 受容体作動薬の過剰使用による副作用はこの患者にみられるか？

Step 10. 非薬物療法の適応はあるか？

Step 11. 今後の治療において留意するべき点は何か？モニターするべき項目や頻度を述べなさい．

Step 12. 患者に提供されるべき情報（注意事項，効果の確認，副作用の発見と防止法）を述べなさい．

3 コラム

　回避可能な喘息を誘発するリスク因子として，薬剤（NSAIDs や β 遮断薬），吸入抗原（喫煙，ペット，カーペットのダニ，職業），アルコール摂取，運動などがある．アルコールはアセトアルデヒドに代謝され，これがヒスタミンを遊離して気管支収縮を起こすため喘息発作を誘発するといわれる．日本人はアルデヒドデヒドロゲナーゼ（ALDH）の活性が低く注意が必要である．ALDH-2 の変異があるとアルコール摂取後 30 分以内に発作が起こる．

4 まとめ

- 重症度については急性発作自体の重症度と，喘息としての重症度がある．
- ピークフローが正常の 40% 以下または 200 L/分以下の場合や $PaCO_2 > 45$ torr は重症である．
- 気管支喘息の治療目標は：①喘息死の予防，②臨床症状・肺機能改善，③改善状態を維持して再燃防止
- ロイコトリエン拮抗薬は急性期には有用でない（アスピリン喘息を除く）．
- 酸素吸入，$β_2$ 刺激薬の吸入（無効なら皮下注），アミノフィリン点滴，ステロイド薬静注，抗コリン薬吸入を処置して，1 時間以内に反応がなければ入院治療を考える．
- 吸入療法開始後，1〜3 か月投与で効果を判定し，無効なら LABA（long acting $β_2$ agonist）またはロイコトリエン拮抗薬またはテオフィリンを追加する．
- 症状がコントロールされるまで薬物治療をステップ・アップして，逆にコントロールされたらステップ・ダウンする．
- ロイコトリエン拮抗薬は補助的に使用．テオフィリンは治療域が狭く薬物相互作用が多いため使用頻度は減少している．オマリズマブ（IgE クロスリンク）は増悪を防ぐ．
- 低用量の吸入ステロイド薬を持続投与することで発作が減り，重症化や喘息死も減少する．

3-2 症例2 アスピリン喘息（レベル2）

1 患者　33歳，男性

【主訴】呼吸困難，咳嗽，喘鳴

【現病歴】最近風邪をひき，咽頭痛，咳嗽のために近医を受診し，処方された薬を服用していた．昨晩は頭痛があったので自宅にあった頓服の頭痛薬を飲んで12時ごろ就寝した．頭痛はおさまったが鼻がつまってなかなか眠れなかった．そのうち痰は出ないが咳がひどくなってきてますます寝れなくなった．深夜1時ごろ，喘鳴を伴う呼吸困難が出現し，横になっていられずにいすに座って呼吸したが，肺の奥でつまった感じが咳をしてもとれず，ますます苦しくなってきた．意識が遠のく感じが生じたためあわてて救急車を呼んだ．酸素を吸いながら救急外来に来院した．救急車の中で腹痛を訴え食物残渣を嘔吐した．両側全肺野に高音声連続性ラ音を認め，気管支喘息と診断されてICUに入院となった．

【既往歴】鼻茸（ポリープ），花粉症

【社会歴】会社員

【家族歴】喘息やアレルギー疾患はない

【生活歴】喫煙（40本（2箱）/日，10年間），アルコール（ビール1L/日，10年間），ペット飼育なし

【薬物・食物アレルギー・副作用】特になし

【薬歴】（近医での処方薬）

　　レボフロキサシン（クラビット®）500 mg　1回1錠　1日1回　朝食後

　　メキタジン（ニポラジン®）3 mg　1回1錠　1日2回　朝夕食後

　　クロフェダノール（コルドリン®）12.5 mg　1回2錠　1日3回　毎食後

　　総合感冒剤（PL®顆粒）　1回1包　1日3回　毎食後

　　イブプロフェン（ブルフェン®）200 mg　1回1錠　頭痛時（1日3回まで）

　　デカリニウム塩化物（SP®トローチ）　1回1錠　疼痛時

【身体所見】意識はあるが会話は不可能．身長170 cm，体重72 kg，血圧138/77 mmHg，脈拍数88回/分，体温37.3℃，呼吸数28回/分（呼気延長）．顔面・頸部紅潮．結膜充血．チアノーゼあり，ばち指なし，発汗著明，咳嗽（＋），喀痰（＋），喘鳴音（＋）聴診で高音声連続性ラ音を両側全肺に聴く．腹部は平坦だが心窩部に圧痛を認める．貧血，黄疸，浮腫なし．

【検査所見】WBC 11,000（好酸球2%），Plt 27.6，Hb 16.3，AST 24，ALT 30，LDH 240，Cr 0.9，BUN 20，CRP（＋），酸素吸入（マスクで10 L/分）pH 7.30，PaO_2 86，$PaCO_2$ 46，HCO_3 22，ピークフローメーター120

【臨床診断名】＃1．アスピリン喘息

2　Step by Step 症例解析

Step 1. この患者の臨床上の問題点をリストアップしなさい．

Step 2. 喘息の重症度は？入院の基準は？ICU 入院の基準？

Step 3. 薬物療法は適切か？患者に薬の副作用が起きているか？

Step 4. 治療のゴール？

Step 5. 救急治療を提案しなさい．

Step 6. 救急治療のモニター（副作用を含む）をどうするか？

Step 7. ICU から一般病棟に移る基準？

Step 8. 一般病棟での治療法を提案しなさい．

Step 9. 退院の基準？

Step 10. 退院時の治療法を提案しなさい．

Step 11. 外来での治療のモニター（副作用を含む）をどうするか？

Step 12. 禁煙指導を含めた再発防止のための退院時の指導はどのように行うか？

3　コラム

　アスピリン喘息は成人喘息の約10％を占め，一般的なアレルゲン皮内反応は陰性で，アレルギー性疾患の家族歴や既往歴はなく，血清IgEや好酸球は正常である．慢性鼻炎，慢性副鼻腔炎，特に鼻茸（鼻ポリープ）を高率に合併する．発作は重症で難治性のためにステロイド依存性になりやすい特徴がある．アスピリンや他の酸性NSAIDsはシクロオキシゲナーゼを阻害して，PG合成を阻害するので，アラキドン酸はロイコトリエン合成系へ多く流れて，機序は不明だが過敏反応として喘息が起きてくる．アセトアミノフェンや塩基性NSAIDsは発作を起こしにくい．コハク酸エステル型の副腎皮質ステロイドをアスピリン喘息に急速静注すると，高頻度で喘息発作誘発や喘息症状増悪を起こすことがある．

4　まとめ

- 抗ヒスタミン薬は気道分泌を抑制して喘息状態を増悪することがある．
- アスピリン喘息では，アドレナリンの筋肉内注射や皮下注射が有効で，リン酸エステル型ステロイドを用いる場合はゆっくり点滴する．
- アスピリン喘息では内服可能であれば，ただちに抗ロイコトリエン薬を内服させる．
- 突発的な重症喘息発作の原因としてNSAIDsがあり，血小板凝集抑制目的のアスピリン100 mg以下でも発作を誘発するとされる．
- アスピリン喘息の患者に対しては不注意や誤ってNSAIDsが投与されることを防ぐために，病状説明書や患者カードを携帯させるとよい．

3-3　症例3　慢性閉塞性肺疾患（COPD）（レベル1）

1　患者　67歳，男性

【主訴】痰，労作時の息苦しさ

【現病歴】6年程前から歩道橋の階段を昇るときに息切れを感じるようになったが，安静時にはないので放置していた．10日ほど前に37℃台の発熱があり，咳・白色痰が軽度みられた．薬局で感冒薬を購入し内服したところ，一時的に症状はよくなり，熱もなくなった．しかし，その頃から家の階段も途中で休まなければ昇れなくなった．さらに，朝起きた時だけでなく，昼間も痰がよくでるようになり，また痰の量も増えたように感じたため，心配になって外来受診した．

【既往歴】10年前から緑内障［点眼で加療中：チモロール点眼液（チモプトール®）0.25%　1回1滴　1日2回（両眼）］

【社会歴】事務系の仕事を停年退職後，妻と2人暮らし

【生活歴】喫煙習慣（30本/日を約50年間），機会飲酒（＋），運動習慣（－）

【身体所見】意識清明，身長159 cm，体重40 kg，体温37.6℃，血圧142/72 mmHg，脈拍数86回/分（整），呼吸数10回/分（安静時，呼気延長3.3秒），呼吸音：肺胞呼吸音減弱，心雑音聴取せず，他には異常なし

【検査所見】血液：WBC 6,460 分画正常，RBC 428，Hb 13.3，Plt 30.8
　　　　　生化学：TP 7.7，Alb 3.9，LDH 173，AST 25，ALT 14，GGT 22，ALP 215，T.Bil 0.2，BUN 10，Cr 0.6，Na 136，K 4.1，Cl 102，CK 99，CRP 0.03未満
　　　　　血液ガス：SpO$_2$ 95%（空気）　pH 7.42　PaO$_2$ 88 Torr　PaCO$_2$ 42 Torr　HCO$_3$ 27
　　　　　6分間歩行検査は212 mで途中で3回休んだ

【胸部X線写真】肺過膨張像，横隔膜の平低化，滴状心

【心電図所見】洞調律，HR 81/min，ST-T変化なし，P波の増高なし

【呼吸機能検査所見】肺活量（VC）2.54 L（%VC 72%），1秒量（FEV$_{1.0}$）0.91 L，1秒率50%

【臨床診断名】＃1．慢性閉塞性肺疾患（COPD：chronic obstructive pulmonary disease）

2　Step by Step 症例解析

Step 1. この患者で観察される呼吸困難はCOPDのためか？他に考えられる疾患はないか？増悪の原因？

Step 2. この患者の血液ガスと呼吸機能を解析しなさい．

Step 3. 呼気延長している理由を推測しなさい．

Step 4. 6分間歩行検査を評価しなさい．

Step 5. この患者で処方された点眼薬は適切か？

Step 6. この患者のCOPDの重症度と薬物治療のゴール？

Step 7. 薬物療法は必要か，必要ならば治療薬を提案しなさい．

Step 8. 治療モニタリングはどうするか，提案しなさい．

Step 9. この患者の呼吸器感染予防のために利用できるワクチンを提案しなさい．

Step 10. 非薬物療法の適応はあるか，提案しなさい．

Step 11. 今後の治療において留意するべき点は？モニターするべき項目や頻度について述べなさい．

Step 12. 禁煙指導を行うポイント？

Step 13. 患者に提供されるべき情報（注意事項，効果の確認，副作用の発見と防止法）を記述しなさい．

3　コラム

　COPD の増悪時には SABA（短時間作用型 β_2 刺激薬），抗生剤，経口ステロイドを漸減して 2 週間で中止するようにする．気管支拡張剤が無効の場合は肺塞栓症や心不全も考える必要がある．ステロイドの長期吸入は肺炎を起こしやすくするので，3 期以上で増悪頻度が多い場合に適応になる．LABA（long acting β_2 agonist，長時間作用型 β_2 刺激薬）は頻脈・不整脈・手指振戦・低 K 血症（筋力低下や不整脈）の副作用があり，ステロイド吸入と併用しないと不整脈の危険がある．

4　まとめ

- COPD では気管支拡張剤の吸入後でも 1 秒率が 70％以下であることを確認する．
- 重症度分類：1 期：％ FEV_1 ＞ 80％は無症状，2 期：50％＜％ FEV1 ＜ 80％は労作時呼吸困難のために受診する，3 期 30％＜％ FEV1 ＜ 50％，4 期：％ FEV1 ＜ 30％あるいは％ FEV1 ＜ 50％で慢性呼吸不全がある場合．
- 抗コリン薬吸入（M_3 受容体阻害）の全身性副作用はまれ：緑内障発作や前立腺肥大の尿閉発作．
- 排痰訓練，呼吸筋のトレーニングなどの肺リハビリテーション療法も有用（とくに運動療法が重要で，全身持久力・筋力トレーニングを行う）．

第4章 肺　炎

プレテスト　1〜10の各問についてY（Yes 正）・N（No 誤）で答えなさい．

❶ 市中肺炎の起炎菌で最も多いのはグラム陽性の肺炎球菌である．（Y・N）

❷ 非定型肺炎の起炎菌で最も多いのはグラム陽性のレジオネラ菌である．（Y・N）

❸ 非定型肺炎の治療はペニシリンまたはセフェム系がファーストチョイスである．（Y・N）

❹ マイコプラズマ肺炎の潜伏期は2週間である．（Y・N）

❺ 肺炎球菌は尿中抗体検査で診断できることがある．（Y・N）

❻ 誤嚥性肺炎は右肺に起きやすい．（Y・N）

❼ レジオネラ肺炎は温泉，加湿器使用，24時間風呂が感染源となることがある．（Y・N）

❽ 院内肺炎は入院48時間以降に発症した肺炎である．（Y・N）

❾ レジオネラ肺炎はβ-ラクタム抗菌薬が無効である．（Y・N）

❿ 誤嚥性肺炎では嫌気性菌が関与することが多い．（Y・N）

4-1　症例1　市中感染肺炎（肺炎球菌）（レベル1）

1　患者　60歳，男性

【主訴】発熱，悪寒戦慄，呼吸苦，右胸痛

【現病歴】生来健康であったが，1週間前から咳と発熱が出現して食欲もなくなった．市販薬のアセトアミノフェン（カロナール®）を服用して解熱したが咳は続いた．翌日から咳と痰（黄色）が増悪した．翌々日からは痰は錆（さび）色で労作時に息切れと呼吸困難が次第に強くなり，発熱はカロナール®でも解熱しなくなった．市販薬のイブプロフェン（ブルフェン®）を服用しても解熱せず，体動時の息苦しさも加ってきたので近医を受診した．担当医からレボフロキサシン（クラビット®）を処方され，以後，薬の服用を続けたが症状は改善せず，膿性の喀痰排出と呼吸苦が増悪したことから当院外来を受診した．

【既往歴】小児期に喘息．

【家族歴】妻，長男，長女と同居，ともに健康．父は脳梗塞．

【生活歴】建設業，飲酒は週2回晩酌程度，喫煙歴なし．最近，発熱者と接触したことはなく，また温泉旅行に行ったこともない．過去1年間の海外渡航歴もない．ペットは柴犬（2歳）1匹，鳥類飼育歴なし．

【薬歴】持参薬なし．【サプリメント】マルチビタミンとカルシウムを毎朝飲んでいる．

【身体所見】意識清明，見当識正常．バイタルサイン：身長165 cm，体重60 kg，体温38.8℃，心拍数128回/分，血圧130/60 mmHg，呼吸数29回/分，頭頸部：咽頭発赤（−），リンパ節腫脹（−），胸部：呼吸は頻呼吸で荒い．聴診上右中〜下肺野にかけて断続性ラ音（水泡音，coarse crackles）あり．心雑音なし，腹部：平坦，圧痛なし．四肢：浮腫なし，皮膚は熱っぽく湿潤

【検査値】WBC 15,500（st 25%，seg 65%，lymph 10%），RBC 468，Hb 14.1，Hct 42.4%，MCV 90，Plt 34.5，TP 6.8，Alb 3.8，T.bil 1.1，AST 25，ALT 30，LDH 177，Na 139，K 3.8，Cl 103，Ca 8.2，P 2.7，Mg 1.8，CPK 36，BUN 26，Cr 0.8，Glu 135，HbA1c 6.0%，CRP 15.5，尿蛋白（−）．
動脈血ガス（room air）pH 7.46，PaO_2 62，$PaCO_2$ 36，HCO_3 24，SpO_2 89%
X線写真で右下肺野に広範な浸潤影，右胸水（＋），左肺は正常．心陰影の拡大なし
心電図：洞性頻脈，不整脈なし，ST-T正常
喀痰グラム染色：好球球多数でグラム陽性双球菌多数（白血球内に貪食像あり）
尿中肺炎球菌抗原：陽性，レジオネラ抗原：陰性
血液培養検体採取（のちに陰性の報告）
痰培養で肺炎球菌同定（ABPC，PIPC，CFPM，CTX，CTRX，IPM，LVFX，VCMに感受性（S），CEZ，CTMに耐性（R））

【臨床診断名】＃1．市中感染肺炎（肺炎球菌）

2　Step by Step 症例解析

Step 1. A-DROPスコアシステムで重症度を判定し，外来または入院治療のどちらがよいかを判断しなさい．

Step 2. 患者情報・病歴・身体所見で診断上，重要な点を列挙しなさい．

Step 3. この患者でレボフロキサシンが有効でなかった理由を推測しなさい．

Step 4. 血液・細菌検査結果をどう読むか？インフルエンザ，ウイルス，レジオネラ感染症，非定型肺炎，結核感染を除外診断するために必要な検査は何か？

Step 5. 治療薬選択と治療計画（投与量，投与間隔）を提案しなさい．

Step 6. 非薬物療法で大切なことは何か？

Step 7. 起炎菌判明後の治療薬選択と治療計画を記述しなさい．

Step 8. ペニシリン耐性肺炎球菌である場合の治療選択を述べなさい．

Step 9. 抗菌薬の開始時期，経過観察事，治療効果判定方法，治療終了時期，退院時期の評価について記述しなさい．

Step 10. 市中肺炎の予防法について述べなさい．

3　コラム

　肺炎球菌の90％はマクロライド耐性である．また，β-ラクタム系薬（ペニシリン系，セフェム系，カルバペネム系を総称）に対する感受性の低下したペニシリン耐性肺炎球菌は成人呼吸器感染症の65％前後と考えられており耐性化は進んでいる．ペニシリン耐性肺炎球菌と分類されてきたMIC=2 μg/mLまでの株も，髄膜炎以外では高用量のペニシリンで治療可能とされる．MIC>8 μg/mLを高度耐性といい，カルバペネムやペニシリンの大量投与療法が一般的で，重症例ではカルバペネムとグリコペプタイドなどの併用療法などが試みられる．ニューキノロンの投与も有効である．ペニシリンや経口セフェム薬のみならず，テトラサイクリン，マクロライド，ニューキノロンを含む広範囲の抗菌薬に対し耐性を獲得した「多剤耐性肺炎球菌」も増加している．

4　まとめ

- 市中肺炎（CAP；community acquired pneumonie）を引き起こす原因のうち，肺炎球菌は最も多く（60～70％），インフルエンザ菌，マイコプラズマ，クラミジア，黄色ブドウ球菌，ウイルス性（インフルエンザウイルスなど），レジオネラ属菌などがこれに続く．
- 肺炎球菌性肺炎やレジオネラ肺炎では，尿中に排出される抗原を検出する簡易キットが診断に有用で，発症3日以降から陽性になって数か月続く．
- 原因菌が不明な場合や緊急の治療が必要な場合（診断後4時間以内に開始）には，最も可能性が高いと考えられる原因菌に対する抗菌薬を投与するエンピリック治療をする．
- 抗菌薬投与終了の目安は①解熱（37度以下），②白血球正常化，③CRPが最高値の30％以下，④胸部X線の明らかな改善，である．
- キノロン系抗菌薬は多価陽イオン含有物（Ca^{2+}，Mg^{2+}，Zn^{2+}，Fe^{2+}，Al^{3+}など）と同時に服用すると吸収が著しく阻害される．
- A-DROPスコアシステム：A-DROPは以下の5つのチェック項目の頭文字をつなげたもので，スコア0を軽症（外来治療），1～2を中程度（外来または入院治療），3を重症（入院治療），4～5を超重症（ICU治療）として市中肺炎の重症度を判断する．
　Age（男≧70，女≧75），Dehydration（脱水，BUN > 20 mg/dL），Respiration（SpO_2 ≦ 90％，PaO_2 ≦ 60 torr），Orientation（意識），Pressure（収縮期血圧≦ 90 mmHg）

4-2 症例2 誤嚥性肺炎（レベル2）

1 患者 72歳，男性

【主訴】不穏状態，発熱，悪寒戦慄，右胸痛

【現病歴】40歳で糖尿病を発症し治療している．60歳で脳梗塞を発症し，左半身麻痺になり，以後車いす生活をしている．65歳から家庭での介護が困難となり，有料老人ホームで生活している．3か月前から食事を介助で摂取することが困難になり経管栄養を開始した．1か月前に大腸菌による尿路感染を発症し，ST合剤（バクタ®）で10日間治療した．3日前から咳と発熱が生じ，昨夜から精神状態が不穏となったため入院となった．

【既往歴】40歳糖尿病，60歳脳梗塞

【家族歴】妻 66歳 健康，長男 45歳，長女 42歳 健康

【社会歴】元学校教員，喫煙歴なし，飲酒なし．

【薬歴】グリメピリド（アマリール®）0.5 mg 1回1錠 1日2回 朝夕食後
　　　イプラグリフロジン（スーグラ®）50 mg 1回1錠 1日1回 朝食後

【身体所見】意識混濁，見当識（−），バイタルサイン：165 cm，70 kg，40℃，脈拍数110回/分（整），血圧147/87 mmHg，呼吸数28回/分で粗い呼吸
　　　　　胸部：右は呼吸音減弱．右上・中肺野に断続性ラ音（水泡音クラックル）．四肢は温かく乾燥．心音正常．
　　　　　X線写真で右上・中肺野（右全肺野の2/3以上）に広範な浸潤影，右胸水（＋），心陰影の拡大なし
　　　　　心電図：洞性頻脈，不整脈なし，ST-T正常

【検査値】WBC 16,000（桿状10％，分葉88％，リンパ球2％），RBC 320，Ht 30，Hb 10.0，Plt 45，Na 133，K 3.8，Cl 91，BUN 12，Cr 1.0，Glu 175，HbA1c 7.5％，CRP 22
pH 7.42，PaO_2 60，$PaCO_2$ 34，HCO_3 30（room air）
FiO_2 35％酸素マスク（ベンチュリーマスク）でSpO_2 90％
喀痰グラム染色：白血球多数，グラム陰性桿菌多数で白血球内に貪食像あり
血液培養検体採取（結果未着）

【臨床診断名】#1. 医療・介護関連肺炎（NHCAP），誤嚥性肺炎の疑い

2　Step by Step 症例解析

Step 1. この患者の肺炎の重症度？（A-DROP）

Step 2. 肺炎の起炎菌を推定しなさい．

Step 3. この患者の糖尿病の治療薬は適切か？感染時の血糖コントロール法について調べなさい．

Step 4. 糖尿病患者は感染症に罹患しやすく，難治化，重症化しやすいのはなぜか？

Step 5. 嚥下障害のスクリーニングテストや精査法，評価法？

Step 6. 誤嚥性肺炎の特徴と予防策？

Step 7. 初期治療を提案しなさい．

Step 8. 治療中モニターするべき項目？

Step 9. 薬物治療の継続期間について調べなさい．

Step 10. 退院時に患者とその家族にアドバイスすべきことについて調べなさい．

3 コラム

　肺炎は，市中肺炎（CAP）と院内肺炎（HAP）に発症場所別によって分けられてきたが，これだけはカバーしきれない新しいカテゴリーとして医療・介護関連肺炎（NHCAP；nursing and healthcare-associated pneumonia）を定めた．欧米では health care-associated pneumonia と呼ばれる．これは以下のいずれかに当てはまる肺炎である．（1）長期療養型病床群もしくは介護施設に入所している（精神科病棟も含む）（2）90日以内に病院を退院した（3）介護（限られた自分の身の回りのことしかできない．日中の50%以上をベッドか椅子で過ごす）を必要とする高齢者・身障者（4）通院にて継続的に血管内治療（透析，抗菌薬，化学療法，免疫抑制薬等による治療）を受けている．

4 まとめ

- 気管支の解剖学的特徴から誤嚥性肺炎は右下肺野に起こりやすい．
- 30 mL の水飲みテストで嚥下障害をチェックできる．
- 通常の肺炎の原因菌（肺炎球菌，インフルエンザ菌，黄色ブドウ球菌など）に加えて，口腔や胃内の嫌気性菌や腸内細菌が原因となる．
- 下部食道括約筋を弛緩させるカルシウム拮抗薬，テオフィリン，ベンゾジアゼピン系薬の投与は胃内容物の逆流を起こしやすくする．
- 人工呼吸管理を行う際にはセミファウラー位（上半身を30°拳上）が推奨される．
- 口腔ケア（歯磨き，うがい）や咳反射を亢進させる ACE 阻害薬の投与は発症リスクを低下させる．
- 大脳基底核領域の脳梗塞患者ではドパミンが低下して嚥下反射が弱まることから抗パーキンソン薬の投与が予防に有効である．

4-3　症例3　肺結核症（レベル1）

■1　患者　30歳，男性

【主訴】風邪がなかなか治らなく，咳が続く．

【現病歴】2週間ほど前に咽頭痛・咳と，倦怠感を自覚して近医を受診し，内服薬で加療となった．一旦全身症状は改善したが，咳と痰は持続した．痰は血液は混じっておらず部分的に黄色を呈することがあった．症状が改善しないので病院を受診した．患者を個室に入院させた．

【既往歴】ツ反応は小学校時代にBCG接種し陽転．18歳大学入学時には胸部X線異常なし

【家族歴】独身で一人住まい．事務職．

【社会歴】喫煙なし．飲酒は機会があるときのみ．海外渡航歴なし

【内服薬】特になし

【身体所見】意識清明．体温37.8度．脈拍数84回/分（整），血圧106/68 mmHg，呼吸数16回/分．眼瞼結膜貧血なし，眼球結膜黄疸なし．
咽頭：軽度発赤あり．頸部リンパ節軽度腫大，圧痛なし．
胸部：特に異常なし．
腹部：平坦・軟，圧痛なし．

【検査】血液検査では異常なし．血液ガスも正常．胸部X線写真で両上肺野に浸潤影とその周辺に散布性の結節影を認めた．喀痰のGram染色で多数の白血球を認めたが，細菌は認めなかった．3回連続した喀痰採取検査で痰の抗酸菌塗抹検査，抗酸菌培養検査を行った．抗酸菌塗抹検査と抗酸菌遺伝子検査（結核菌PCR）で陽性だったのでクオンティフェロン検査は行わなかった（培養検査は結果待ち：感受性試験も結果待ち）．

【臨床診断名】＃1．肺結核症の疑い

2 Step by Step 症例解析

Step 1. 結核疑いの患者の問診で注目するべき所見について答えなさい．

Step 2. 近医で処方された抗生剤で軽快したが，何が処方されたと考えられるか？

Step 3. 痰が出ないときの結核の診断はどのようにするか？

Step 4. BCG 接種による病像への影響は見られるか？

Step 5. 肺外結核にはどのようなものがあるか？

Step 6. 感染拡大を防止するために行うべきことは何か？接触者への対応？

Step 7. 治療計画と治療薬を提案しなさい．

Step 8. Step 7 で選択した薬物の副作用対策と薬物相互作用の留意点？

Step 9. 感受性試験の結果で注目するべき点は？多剤耐性結核菌，超多剤耐性結核菌とは何か調べなさい．

Step 10. 退院時に患者にアドバイスすべきことは？

3　コラム

　結核の再燃や耐性化を招く最大の要因は，服薬中断による不完全な治療にあり，これを避けるために，看護師，保健師，薬剤師などの医療関係者の前で患者に薬剤を服用してもらう直接服用確認療法（directly observed treatment；DOT）が普及，促進されている．内服は DOT は原則 1 日 1 回行い，退院後も DOT の継続が可能であれば週に 2〜3 回服用の間欠療法に切り替える．標準治療を終えれば，再発率は 1〜2％だが，3〜4 か月で服薬を中断してしまうと再発率が 10〜20％に上昇する．

4　まとめ

- 結核では咳症状が 2 週間以上持続し，喀痰はときに膿性痰や血痰を認める．高齢者では発熱や寝汗，血痰が見られないこともある．
- BCG の接種により感染後の初期変化が血行性に広がりにくくなるが結核発病を完全に防げるわけではない．
- イソニアジド（INH）とリファンピシン（RFP）の 2 剤を軸とし，ピラジナミド（PZA）にエタンブトール（EB）（ときにストレプトマイシン（SM））を組み合わせた 4 剤併用療法を 2 か月間行い，その後，INH と RFP の 2 剤（ときに EB を加えた 3 剤）で 4 か月間治療を行う（妊婦には SM，PZA は使用しない）．
- 肺外病変では髄膜炎と脊椎病変だけが 9〜12 か月と長期の治療を行う．
- 化学療法を実施して 2 週間後に感染性が失われるので退院させてもよい（ただし外出はひかえる）．
- ニューキノロンや MRSA の治療薬のリネゾリドなども抗結核菌作用がある．
- 1971 年から INH，RFP 併用による短期化学療法が可能になった．それ以前の治療法では TNFα 阻害剤や免疫抑制薬の投与などで 2 次結核症を発症することがある．

第5章　精神神経疾患

5-1　症例1　うつ病（レベル1）

プレテスト　うつ病に関する1～10の各問についてY（Yes 正）・N（No 誤）で答えなさい．

❶ うつ病の頻度は一般人口の10%前後である．（Y・N）

❷ うつ病の発症頻度に関しては女性が男性より低い．（Y・N）

❸ 抑うつ感，自責感，無価値観，不安感などが症状である．（Y・N）

❹ 早朝覚せいなどの睡眠障害が見られることは少ない．（Y・N）

❺ 体重減少などの身体症状は見られない．（Y・N）

❻ 症状的にうつ病に類似するが，過眠，過食，気分反応性などがある場合には非定型うつ病を考慮する．（Y・N）

❼ 発症に遺伝的要因は関係しない．（Y・N）

❽ 自殺念慮が出現した場合には入院が必要である．（Y・N）

❾ 初発の大うつ病に対する薬物治療により約半数の患者が寛解を得る．（Y・N）

❿ うつ病に対する初回の薬物治療が有効で症状が寛解すれば，再発することは少ない．（Y・N）

1 患者 30歳，女性

【主訴】意欲の低下と睡眠障害

【現病歴】2か月前ほどから，早朝（午前3時頃）に目が覚めると眠れなくなった．アパレルメーカーで商品開発をしており，チームの責任者になってから仕事上の心配が頭から離れなくなった．開発した商品の売り上げが心配で，心配になると仕事が手につかない．以前は料理が趣味であったが，最近はできなくなった．食欲もなくなり，体重も5 kgほど減少した．自分の能力に自信がなく，いらいらして夫にあたることも多くなった．朝ベッドから起きられず，出勤しても会社の玄関の前で社屋に入れず帰宅してしまい，会社を欠勤しがちとなった．症状は夕方になるとやや軽快する傾向がある．本日は配偶者に伴われて来院した．

【既往歴・家族歴】両親は健在だが，父がうつ病で治療中．兄弟3人の長女．2年前に結婚，子供はいない．

【身体所見】意識は清明．身長160 cm，体重52 kg（以前は57 kg）．体温36.5℃．血圧130/85 mmHg，脈拍数70回/分（不整なし），表情は硬く，不安そうである．
胸部，腹部異常なし．
神経学的検査で異常なし．最近生理が不順となった．抑うつ症状はあるが，医師との面談で自殺念慮はなく，夫との会話でもそのような言動はないという．

【検査所見】血液所見：Hb 13.0，WBC 5,500，Plt 22．
血清生化学所見：Alb 4.5，BUN 12，Cr 0.9，AST 20（基準40以下），ALT 15（基準35以下）
尿所見：蛋白（−），糖（−）．

【薬歴】常用している処方薬，OTC薬，健康食品，サプリメントはない．これまで薬物服用に対する過敏症はない．

【臨床診断名】＃1．大うつ病性障害

2 Step by Step 症例解析

Step 1. うつ病の自覚症状と他覚症状を列挙しなさい．特に，この患者で観察されるものを列挙しなさい．

Step 2. うつ病の重症度を質問票への回答で評価する方法がいくつか知られている．簡易抑うつ症状尺度（QIDS-J：https://www.cbtjp.net/qidsj/ ）を Web 上で体験してみよう．また，この患者では，どの程度の重症度か推測してみよう．

Step 3. この患者における心理・社会的療法を考慮するために重要な環境因子にはどのようなものがあるか？また，この患者で明らかとなっている因子，今後，面談の中で聴取すべき因子について考えなさい．

Step 4. 薬物療法として，選択されるべき薬剤名，用法・用量，投与計画について調べなさい．日本うつ病学会治療ガイドラインⅡ，大うつ病性障害 2013（http://www.secretariat.ne.jp/jsmd/mood_disorder/img/120726.pdf ）を参照のこと．

Step 5. 上記の設問で選択した薬物で特にモニターすべき副作用とその時期について述べなさい．また，副作用のリスクを最小化するために，必要な投与計画の要点（初期投与量，増量速度など）を述べなさい．

Step 6. 現在使用できる選択的セロトニン再取込み阻害薬（SSRI），セロトニン・ノルアドレナリン再取込み阻害薬（SNRI），ノルアドレナリン作動性・特異的セロトニン作動性抗うつ薬（NaSSA）の薬物一般名と商品名を調べなさい．

Step 7. 薬物治療によりうつ症状が軽快した後，薬物の投与はどの程度の期間継続するべきか？再発率の観点から調べなさい．

Step 8. 抗うつ薬投与により賦活化症状（不安，焦燥，パニック発作，不眠，衝動性，軽躁症状など）が生じやすい時期や患者背景について調べなさい．

Step 9. 抗うつ薬の退薬症状について調べなさい．

Step 10. SSRI 服用患者に生じることがあるセロトニン症候群について，症状，治療法，禁忌となっている併用薬について説明しなさい．

3　コラム

　大うつ病は再発率の高い疾患である．治療により症状が軽快しても初発患者の60％は2回目の発症を生じ，2回発症した患者の70％は3回目の発症を生じるとされる．また，第一選択の薬物で寛解に至る患者は約50％で，複数の薬物を用いても30％は寛解に至らないとされる．難治性うつ病に対しては，非定型抗精神病薬（オランザピンなど），麻酔下で筋弛緩薬を用いる修正電気けいれん療法，甲状腺ホルモン併用療法なども行うことがある．現時点でのうつ病の診断は，脳神経の神経伝達物質の機能異常などを基礎とした原因診断ではなく，患者の症状に現れた特徴に基づいてなされるものである．したがって，うつ病症状を生じる病態は単一ではなく薬物効果や精神・心理療法に対する反応性にも個人差が大きい．多くの身体疾患（心筋梗塞，脳血管障害，内分泌疾患，悪性腫瘍など）の患者では2次的にうつ状態を生じる危険が高まり，治療が必要となることがある．

4　まとめ

・うつ病は，誰にでも生じる可能性のある疾患である．症状や身体所見から見逃さないようにしよう．
・うつ症状を発症した患者が，治療・経過観察中に軽躁エピソードを生じると，双極性Ⅱ型の診断がなされることがある．躁症状についても検出できるように，自他覚症状を理解しよう．
・抗うつ薬の種類は多い．薬物を作用機序などでグループ化し，副作用の特徴を知るようにしよう．
・精神・心理的な支持療法と薬物治療は相補的な関係にある．厚生労働省のうつ病の認知療法・認知行動療法に関する患者資料などで概要を知ろう．（参照，http://www.mhlw.go.jp/bunya/shougaihoken/kokoro/dl/04.pdf#search='％E8％AA％8D％E7％9F％A5％E7％99％82％E6％B3％95'）

5-2 症例2 双極性Ⅰ型障害（レベル2）

プレテスト 双極性障害に関する1〜7の各問についてY（Yes 正）・N（No 誤）で答えなさい．

❶ 双極性障害の患者は，どの患者も気分が高揚する躁状態と気分が落ち込むうつ状態を周期的に繰り返す．（Y・N）

❷ 躁状態は，甲状腺機能亢進症などの身体疾患でも生じることがある．（Y・N）

❸ 双極性障害の治療には，抗うつ薬であるSSRIが用いられる．（Y・N）

❹ 標準的な治療に反応しない躁状態の場合には，抗精神病薬を使用することがある．（Y・N）

❺ 双極性障害の治療に抗てんかん薬として用いられる薬物を使用することはない．（Y・N）

❻ 双極性Ⅱ型障害では，再発するうつ病相に軽度の躁病相が付随するため，正しい診断がなされるのが発症から遅れることが多い．（Y・N）

❼ 双極性障害患者の薬物治療には気分安定化薬が使用される．（Y・N）

1　患者　45歳，男性

【主訴】自分では制御できない金銭的浪費，周囲との人間関係の悪化

【現病歴】生来，親分肌の明るい性格であった．20代で親から薬局を引き継ぎ，人一倍の努力で市内に10店舗のチェーンを持つまでに事業を拡大した．家族によると，周期的に活動性が高まり，ほとんど睡眠もとらず働き，周囲とトラブルを起こしても強引に事業を拡大してきたという．1か月前から，再び気分が高揚し，事業用地を取得するといって無理な用地買収を試みたり，投資であるといって高価な骨董などをネットオークションで落札する行動が始まった．家族が忠告すると激高し，手をあげたり，器物を損壊したりする行動がみられたため，家人が説得して半ば強引に病院を受診した．本人は，全く身体的な異常はないといい張り，精神状態も良好で気分は爽快，生活は極めて充実していると饒舌に述べる．また，問われないのに自分の事業計画を滔々と述べて休むことがない．家人や従業員を頻回に怒鳴りつけることがあるのは認めるが，それは対象者の無能力さを非難してのことであると主張し反省するところがない．診察の結果入院となった．

【既往歴】特になし

【家族歴】精神疾患の診断を受けた者はいない

【生活歴】喫煙（＋），飲酒（＋），家族と4人暮らし．

【職業歴】チェーン薬局社長

【アレルギー歴】薬剤・食べ物共に特になし

【薬物副作用歴】特になし．

【持参薬】なし　【健康食品】なし

【入院時身体所見】血圧 130/82 mmHg，脈拍数 80 回/分，体温 36.7℃，身長 181 cm，体重 75 kg.
　　　　　　胸部・腹部に異常を認めず．
　　　　　　神経学的所見には異常なし．

【入院時検査】肝機能正常．腎機能 BUN 18, Cr 0.8, TP 7.1 TC 220, Hb 15.0, Glu（空腹時）100, 甲状腺機能正常

【臨床診断名】＃1．双極性Ⅰ型障害

2　Step by Step 症例解析

Step 1. Ⅰ型双極性障害の代表的な症状を列挙しなさい．この患者で観察される症状はどれか述べなさい．

Step 2. 双極性障害治療に用いる，気分安定化薬である炭酸リチウムについて調べなさい．
　1）初期投与量，増量の基準，平均的維持量はどれだけか？
　2）主要消失経路は肝代謝か腎排泄か？この患者では，薬物動態上の要因により投与量を変更する必要はあるか？
　3）炭酸リチウムの血中濃度治療域について調べなさい．
　4）代表的な副作用について調べなさい．

Step 3. 気分安定化薬として適応があるバルプロ酸とカルバマゼピン（いずれも抗てんかん薬として使用される）の治療効果について添付文書などで効果を検証した臨床試験の概要を調べなさい．

Step 4. もし，この患者が経過中に躁症状が悪化し，幻覚や興奮症状が見られた場合に，使用するべき抗精神病薬について調べなさい．

Step 5. Ⅱ型双極性障害の症状について調べ，Ⅰ型双極性障害との違いについて述べなさい．

3 コラム

　従来，うつ病と双極性障害は長期にわたる気分の高揚あるいは抑うつ症状が観察されるため，診断上は気分障害としてまとめられていた．しかし，近年，両者は病態的な観点でも治療反応の観点でも異なるものであるとの認識が高まったため，2013年に発表された米国精神神経学会の診断基準（DSM-5）では，気分障害という診断名はなくなり，大うつ病は抑うつ症候群の中に分類され，双極性障害は独立した病態として分類されるようになった．

4 まとめ

・躁病期の双極性障害患者には病識が乏しいため，診断に至るまでに時間がかかり，その結果本人にも家族にも金銭的・精神的な損害をきたすことがある．
・Ⅱ型双極性障害では，うつ病エピソードが主要な臨床症状である．経過中に軽度の躁病エピソードが出現するのみなので，最終的な診断がつくまではうつ病と診断されていることが多い．標準的なうつ病の薬物治療は効果が少なく，気分安定化薬が有効である．
・躁症状が悪化すると幻覚や興奮などの症状が生じ，抗精神病薬の投与が必要となることがある．
・炭酸リチウムの薬物血中濃度モニタリング（TDM）と副作用については十分に勉強しておこう．

5-3 症例3 統合失調症（レベル3）

プレテスト 統合失調症に関する1〜7の各問についてY（Yes 正）・N（No 誤）で答えなさい．

❶ 生涯罹患率は1%弱である．（Y・N）

❷ 好発年齢は40歳代である．（Y・N）

❸ 幻聴，幻覚，妄想が特徴的な臨床症状である．（Y・N）

❹ 臨床症状は陽性症状と陰性症状に分類される．（Y・N）

❺ 脳波検査で特徴的な所見が見られる．（Y・N）

❻ 脳腫瘍，てんかん，薬物依存（覚せい剤）などでも統合失調症と類似した臨床症状が生じることがある．（Y・N）

❼ 初発後の薬物治療で寛解した患者は，薬物を中止しても再発することは少ない．（Y・N）

1　患者　20歳，男性

【主訴】自分の考えや行動が頭の中に聞こえてくる声で操られる

【現病歴】生来健康であり，性格的にも大人しい人物であった．2か月ほど前から，家人が話しかけても応答が悪くなり，一人で考え事をしているようになった．また，大学も欠席がちとなり，家人が理由を問うと友人の間に自分の考えが伝わり意地悪をされるためだと答える．服装にも無関心となり，だらしない服装をするようになった．頭の中に話しかける声が聞こえ，自分を非難すると訴える．本人は，自分の先祖が高貴な家柄であったため，友人が嫉妬しているのだという．家人が，不合理な考えを否定して説得しても，一向に意に介することはなく，反発するのみである．家人が心配して，本人を伴い受診した．

【既往歴】特になし

【家族歴】精神疾患の診断を受けた者はいない．父が糖尿病．

【生活歴】喫煙（−），飲酒（−），両親と弟1人の4人暮らし．大学2年生

【アレルギー歴】薬剤・食べ物共に特になし

【薬歴】特になし．

【持参薬】なし　【健康食品】なし

【入院時身体所見】血圧 110/70 mmHg，脈拍数 72 回/分，体温 36.5℃，身長 178 cm，体重 70 kg．
胸部・腹部に異常を認めず．
神経学的所見には異常なし．

【入院時検査】肝機能正常．腎機能 BUN 16, Cr 0.8, TP 7.0, TC 160, Hb 14.0, Glu（空腹時）96 mg/dL, 甲状腺機能正常

【その後の経過】統合失調症の初発エピソードと診断され，オランザピン（ジプレキサ®）5 mg 1回1錠1日1回　朝食後の服用を開始した．妄想症状の改善が見られたため投与量を1回2錠（10 mg）に増量して経過を見たところ，1か月を経過したころから体重増加，口渇，多飲などの症状が出現したため，血糖を測定したところ空腹時血糖が 300 mg/dL と増加していたため，他薬への変更が検討された．

【臨床診断名】＃1．統合失調症

2 Step by Step 症例解析

Step 1. 統合失調症の典型的な臨床症状を陽性症状と陰性症状に分けて列挙しなさい．
　1）陽性症状
　2）陰性症状

Step 2. この患者で観察される自覚症状で統合失調症に合致するものはどれか？

Step 3. 統合失調症の薬物治療に関して答えなさい．
　1）代表的な定型的抗精神病薬をフェノチアジン系とブチロフェノン系に分けて各2薬剤を挙げなさい．
　2）非定型的な抗精神病薬を薬理学的な受容体遮断特性で分類して述べなさい．

Step 4. この患者で観察された耐糖能異常とオランザピン服用の関連はあるか？添付文書などで調べなさい．

Step 5. この患者でオランザピンを変更するとすればどの薬物にすべきか？

Step 6. 持効性抗精神病薬の剤型と用法・用量について調べなさい．

Step 7. ゼプリオン®水懸筋注シリンジ使用中の死亡症例が安全性速報（ブルーレター）で報告された（2014年4月）．この事例について調べ他薬からの変更について考察しなさい．

3 コラム

　統合失調症の患者は一般に病識がないため，自分から特徴的な症状を訴えることはない．本人や家人への適切な問いかけにより，特徴的な自覚的症状を聞き出すことが重要である．また，薬物治療のモニタリングにおいても，初発時のそれらの症状の変化を追うことが重要である．脳腫瘍，てんかん，薬物依存（覚せい剤），アルコール依存症などでも統合失調症に類似する妄想などの症状が出現することがあるので，これらの疾患も鑑別診断の対象として考慮する．初回発症の時点では患者も家族も今後の経過について強い不安を持ち，混乱している．服薬により症状は改善すること，症状の消失後も再発予防のために服薬の継続が必要であることを説明する．

4 まとめ

- 定型的（古典的）な抗精神病薬はドパミン D_2 受容体遮断薬である．
- 非定型的な抗精神病薬はセロトニン・ドパミン拮抗薬であるリスペリドンやパリペリドン，その他にコリン受容体，ヒスタミン受容体も遮断する多受容体作用抗精神病薬（multi-acting receptor targeted antipsychotics：MARTA）であるオランザピン，さらにドパミン受容体の部分作動薬であるアリピプラゾールがある．
- 抗精神病薬は，薬物群毎に特有の副作用があるので注意する．定型的な抗精神病薬では薬物誘発性パーキンソン病，アカシジア，遅発性ジスキネジアなどが，非定型的薬物では体重増加，耐糖能異常（ケトアシドーシス）などがある．

第6章 肝疾患

プレテスト 1〜12の各問についてY（Yes 正）・N（No 誤）で答えなさい．

❶ A型肝炎ウイルス（HAV）は経口的に感染する．（Y・N）

❷ B型肝炎ウイルス（HBV）感染の予防にはワクチンが利用できる．（Y・N）

❸ C型肝炎ウイルス（HCV）の感染経路は経口感染である．（Y・N）

❹ HCVによる急性肝炎患者のうち慢性化するのは10%前後である．（Y・N）

❺ 急性AおよびB型肝炎はいずれもウイルス特異的なIgM抗体の上昇で診断できる．（Y・N）

❻ 急性C型肝炎ウイルス感染症は，患者血清中のHCV-RNA陽性を指標として診断する．（Y・N）

❼ 劇症肝炎では血液凝固障害による易出血性や肝不全症状が生じる．（Y・N）

❽ 急性HAV感染の回復者は終生免疫を獲得する．（Y・N）

❾ 2015年現在，慢性HCV感染症の抗ウイルス療法による永続的ウイルス排除率は30%前後である．（Y・N）

❿ 肝硬変症患者での肝細胞がんスクリーニングにはα胎児性蛋白（αFP）が有用である．（Y・N）

⓫ 肝性脳症治療にはベンゾジアゼピン受容体作動薬（フルマゼニル）が適応である．（Y・N）

⓬ 肝細胞がんの治療にはラジオ波焼灼療法，マイクロ波凝固療法，エタノール注入療法が適応であることがある．（Y・N）

6-1 症例1　急性A型肝炎ウイルス感染症（レベル1）

1　患者　60歳，男性

【主訴】発熱（38.5℃），食欲低下，黄疸

【現病歴】約1週間前から最高39℃の発熱が生じた．関節痛と全身倦怠感が強く，食欲も低下し，全く食べられなくなった．安静にして様子を見ていたが，3日前から尿の色が濃染しているのに気付き，家人に眼球結膜の黄染も指摘されたので本日受診した．約1か月前に会合で生カキを食べた．

【既往歴】高血圧：10年前から降圧薬服用中，輸血歴（－），最近の海外渡航歴（－）

【家族歴】妻55歳と2人暮らし．2子（男女）がいるが，独立して別居．

【薬歴】イルベサルタン/アムロジピン配合錠（アイミクス®配合錠LD）100 mg/5 mg　1回1錠　1日1回　朝食後

【生活歴】公務員で今年定年，違法薬物使用歴（－），入れ墨（－）

【身体所見】血圧124/70 mmHg，脈拍数80回/分，呼吸数20回/分，体重66 kg，身長162 cm，見当識正常，脳神経正常，頭頸部：球結膜黄疸（＋＋）

胸部：呼吸音正常，心音：正常，腹部：肝腫大（＋，肝下縁は肋骨弓下2 cm），脾臓腫大（－），直腸指診：痔疾（－），腫瘍（－），便潜血反応（－），四肢：正常

【臨床検査】Hb 14.0，MCV 92，WBC 9,000，Plt 25，ESR 20，

ALT 600，AST 550，T.Bil 4.0（間接ビリルビン3.5），プロトロンビン時間（PT）90％，BUN 18，Cr 1.2

HAV　IgM抗体陽性，HB IgM抗体陰性

【臨床診断名】＃1．急性A型肝炎ウイルス（HAV）感染症の診断にて入院

【治療】安静

栄養療法：食欲がないため，経口摂取可能となるまで補液療法

薬物療法：特になし

【臨床診断名】＃1．急性A型肝炎ウイルス感染症

2 Step by Step 症例解析

●診断, 治療

Step 1. 急性 HAV 感染症に合致する自覚症状を列挙しなさい.

Step 2. 急性 HAV 感染症に合致する身体所見を説明しなさい.

Step 3. 急性 HAV 感染症に合致する血液生化学および血清検査を説明しなさい.

Step 4. 入院後, 劇症肝炎への進展をモニターする上で重要な所見は何か調べなさい.

Step 5. 急性 HAV 感染症の劇症化率を調べなさい

Step 6. 急性 HAV 感染症の慢性化率について何パーセント程度か調べなさい.

Step 7. この患者が食欲不振により経口的に食事を摂取できない場合に, 末梢静脈から補液を行うとすればどのような製剤を選択するべきか考えなさい.

●予防法

Step 8. 世界的に見て HAV 感染リスクが高い地域について調べなさい.

Step 9. そのような地域に旅行する場合の食物摂取や生活での注意点について説明しなさい.

Step 10. HAV 感染の高リスク地域に長期滞在する場合には HAV ワクチンの事前接種が推奨される. 具体的な接種方法について説明しなさい.

3 コラム

　日本人を対象とした IgG HAV（hepatitis A virus）抗体の調査では，第二次世界大戦以前に生まれた人の陽性率は約 100％であり，かつては一般人口中の HAV 感染罹患率が極めて高率であったことがわかる．しかし，戦後に生まれた日本人の IgG HAV 抗体陽性率は徐々に低下し，現在では 10％以下となっている．このデータは経口感染である HAV が日本の衛生環境の改善により激減したことを示している．一方，現在でも東南アジア，アフリカ，中南米などでは若年者の IgG HAV 抗体陽性率は高く，長期滞在者のウイルス感染リスクは高いため，抗体を持たない日本人滞在者や旅行者は感染リスクがあることを注意する必要がある．

4 まとめ

- 急性肝炎の原因ウイルスは A，B，C，D，E 型が知られている．感染経路は A と E 型が経口感染（汚染された水，食物）であり，B，C，D 型が経血液感染（輸血，違法薬物の回し打ちなど）である．
- 急性 HAV 感染では感冒様の発熱，関節痛などの症状が生じる．
- 急性ウイルス肝炎が劇症化する場合には，画像的に肝臓の萎縮，高ビリルビン血症における直接ビリルビンの低下と間接ビリルビンの増加，プロトロンビン時間延長，肝性脳症などが生じる．
- 急性 HAV 感染症に対して有効な抗ウイルス薬はない．

6-2 症例2 慢性C型肝炎ウイルス感染症（レベル1）

1 患者 45歳，女性

【主訴】全身倦怠感，健康診断で指摘された肝機能異常の精査
【現病歴】1年ほど前から倦怠感を自覚するようになったが，食欲，体重は変化ないので放置していた．主婦であるため特に健康診断を受ける機会がなかったが，家人に勧められ今回健康診断を受けたところ，肝機能異常と抗HCV抗体の存在を指摘され精査のため受診した．
【既往歴】30歳の時に子宮外妊娠で緊急手術，輸血を受けた．
【家族歴】夫45歳，子供2人（18歳男子，10歳女子）．妊娠3回．両親は健在，肝障害なし．
【嗜好品】喫煙（−），アルコールは付き合い程度
【生活歴】看護師，針刺し事故歴3回．
【薬歴】とくになし
【身体所見】血圧110/70 mmHg，脈拍数80回/分，呼吸数20回/分，身長162 cm，体重55 kg
神経学的検査：正常
眼瞼結膜：貧血（−），球結膜黄疸（−）
胸部：呼吸音正常，心音正常
腹部：肝臓腫大（−），腹壁静脈怒張（−），くも状血管腫（−），腹水（−），腸音やや亢進
四肢：手掌紅斑（−），浮腫（−）
【臨床検査】血液検査：Hb 11.5，WBC 6,000，Plt 18，CRP（−），ESR 20，ALT 160，AST 120，BUN 20，Cr 1.0
血清検査：HCV-RNA高値（RT-PCR法で6.0 Log IU/mL），HCV抗体強陽性，HCVセロタイプI型，遺伝子型1b，インターロイキン28B major型，抗HAV抗体（−），HBs抗原（−），α胎児性蛋白（−）
尿検査：正常
【画像検査】肝臓超音波検査で左葉肥大（＋），右葉の表面不整（＋），肝内SOL（−），脾腫（−）
【臨床診断名】＃1．慢性C型肝炎ウイルス（HCV）感染症
【処方】シメプレビルナトリウム（ソブリアード®）100 mg　1回1カプセル　1日1回　朝食後　12週間
ペグ・インターフェロンα-2a（遺伝子組換え）（ペガシス®）1.5 µg/kg　週1回　皮下投与　24週間
リバビリン（レベトール®）200 mg　1回1カプセル　1日1回　朝食後　24週間
リバビリン（レベトール®）200 mg　1回2カプセル　1日1回　夕食後　24週間

2　Step by Step 症例解析

●症状，臨床検査

Step 1. この患者が慢性 HCV 感染症と診断された根拠を説明しなさい．
　　1）自覚症状
　　2）検査所見
　　3）画像診断

Step 2. この患者の HCV 感染症は難治性と評価されたため抗ウイルス療法としてシメプレビルとペグ・インターフェロン，リバビリンの 3 剤併用療法が選択された．その根拠について下記の項目別に説明しなさい．
　　1）過去の治療歴
　　2）年齢
　　3）ウイルス量
　　4）ウイルスの遺伝子型

Step 3. 抗ウイルス療法評価の指標について説明しなさい．

Step 4. ペグ・インターフェロンの副作用について説明しなさい．

Step 5. リバビリンの副作用について説明しなさい．

Step 6. シメプレビルの治療モニタリングに関して説明しなさい．
　　1）副作用について
　　2）薬物相互作用について

Step 7. HCV の永続的排除効果（SVR；sustained viral response という用語が臨床試験では使用される）はどのような基準で評価するかについて説明しなさい．

Step 8. HCV が抗ウイルス療法により永続的に排除された場合に，この患者の肝細胞がん発症リスクに対してどのような効果が期待できるか説明しなさい．

3　コラム

　HCV（hepatitis C virus）感染症患者は日本に150万〜200万人存在すると推測されている．HCV感染症の治療については歴史的に何度か大きな変化があった．1986年にインターフェロン（IFN；interferon）療法が有効であることが報告され，日本でも1990年代からインターフェロン療法が導入された．しかし，日本人のHCV遺伝子型はインターフェロンが効きにくい遺伝子型1bタイプが多く，欧米と比べて満足な成果を上げられなかった．その後，核酸系の抗ウイルス薬であるラミブジンが登場し，インターフェロンとの併用でウイルス排除率が向上した．さらに，ペグ化されたインターフェロン製剤が登場し，週1回の投与が可能となり抗ウイルス効果もさらに向上した．2011年には第一世代プロテアーゼ阻害薬であるテラプレビルが導入されペグ・インターフェロン，リバビリンとの3剤併用で持続的なHCV排除率（SVR）は70％前後まで向上した．2013年にはついに，第二世代プロテアーゼ阻害薬シメプレビルが登場し，ペグ・インターフェロン，リバビリンとの3剤併用療法で従来難治性であったHCV1b遺伝子型でかつ高ウイルス量の患者でも90％近い持続的なHCV排除率が得られるようになった．また，2014年には従来IFNの副作用などのために上記の抗ウイルス療法が使用できなかった患者でも，インターフェロンを使用しない（IFNフリー）のプロテアーゼ阻害薬（アスナプレビル）と非構造蛋白5A（NS5A；non-structural 5A）阻害薬（ダクラタスビル）の2剤併用療法も保険適応となり，副作用の少ない抗HCV療法が可能になった．

4　まとめ

- 慢性HCV感染の診断はHCV-RNAの検出と抗HCV抗体の組み合わせで行う．
- 慢性HCV感染の期間が長くなると（＞20年）肝がん発症リスクが増加する．
- 肝硬変に進展すると抗HCV療法の効果が低下すること，副作用の発現が多くなるため慢性HCV感染の段階で治療することが重要である．
- 抗HCV療法により永続的にHCVを排除できれば，肝がん発症リスクは低下する．
- 抗ウイルス療法の選択は，年齢，肝臓の線維化の進行度，ウイルス量，HCVの遺伝子型，インターフェロンの耐用性などの効果影響因子を考慮して行う．

6-3　症例3　肝硬変症（レベル2）

1　患者　65歳，女性

【主訴】腹部膨満，失見当識

【現病歴】30歳で離婚し，以来水商売を続けていた．40歳で自分の店を持ち経済的には安定したが，経営上のストレスからアルコールを多飲するようになった．体調がすぐれないため近医を受診し，アルコール性肝障害（脂肪肝）の診断を受け，以後不定期的に受診していたが，禁酒はできず，徐々に肝機能障害が悪化した．55歳ころから画像診断で肝臓に線維化が認められるようになり，60歳ころに内視鏡検査を受け食道静脈瘤の存在が確認された．昨年から，体重増加，下肢の浮腫，腹部膨満，食欲低下，夜間の混乱などを時々生じるようになった．最近1週間便秘と不眠を訴えており，睡眠薬の使用量が増えていた．昨夜，就寝後に覚せいし，つじつまの合わないことを話し出したので家人に伴われ受診した．

【既往歴】とくになし．輸血歴なし．

【家族歴】離婚後独身，子供2人（45歳男子，40歳女子）同居．

【嗜好品】喫煙　1日20本（40年），アルコール　毎日ウイスキー半本，ビール1本

【生活歴】無職

【薬歴】トリアゾラム（ハルシオン®）　0.25 mg錠　1回1錠　不眠時頓用

【身体所見】血圧130/70 mmHg，脈拍数80回/分，呼吸数22回/分，身長160 cm，体重65 kg（最近5 kg増加）

　神経学的検査：見当識障害（＋），羽ばたき振戦（＋）

　眼瞼結膜：貧血（＋），球結膜黄疸（＋）

　胸部：呼吸音正常，心音正常

　腹部：肝臓腫大（－），腹壁静脈怒張（＋），くも状血管腫（＋），腹水（＋），腸音やや亢進

　四肢：手掌紅斑（＋），下肢浮腫（＋），下肢の皮膚の打撲によるとみられる皮下出血あり．

【臨床検査】血液検査：Hb 9.0，MCV 104，WBC 3,000，Plt 10，CRP（＋），ESR 30，Alb 2.6，ALT 100，AST 120，γ-GTP 800，ChE 80，PT-INR 1.6，T.Bil 3.0，Glu 140，BUN 20，Cr 1.0，血清アンモニア濃度180，血清Na 135，K 3.5，Cl 100

　血清検査：抗HCV抗体（－），HBs抗原（－），α胎児性蛋白（AFP）（－）

　尿検査：正常

　便検査：潜血反応（－）

【画像検査】肝臓超音波検査で右葉萎縮，左葉肥大（＋），表面不整（＋），肝内SOL（－），脾腫（－）

近医からの紹介状での内視鏡所見で食道静脈瘤（＋）

【臨床診断名】 ＃1．アルコール性（非代償性）肝硬変症，＃2．肝性脳症の診断で入院となった．

【治療】 食事療法：禁酒

　　　　入院日　絶食

【処方】

アミノレバン注　1回 500 mL　1日2回　末梢静脈より持続点滴（40 mL/hr）

〈以下2日目より開始〉

スピロノラクトン（アルダクトン®A）50 mg　1回1錠　1日2回　朝夕食後

ラクツロース（モニラック®シロップ）65％　1回 20 mL　1日3回　毎食後

2 Step by Step 症例解析

●症状,臨床検査

Step 1. この患者が非代償性肝硬変症である事を支持する症状と検査値について説明しなさい.
   1) 自覚症状
   2) 身体所見
   3) 検査所見
   4) 画像診断

Step 2. 肝硬変の重症度を評価する Child-Pugh 分類でこの患者はどの病期(クラス)に分類されるか？

Step 3. この患者が肝性脳症を発症していることを示唆する所見はどれか？

Step 4. 肝性脳症発症の誘因となる因子について調べなさい．特に，この患者に処方されていた睡眠薬との関連についても説明しなさい．

Step 5. 肝性脳症の薬物治療について説明しなさい．

Step 6. 肝硬変患者における腹水形成の病態を治療に用いられる薬物に関連づけて説明しなさい．

Step 7. 経口摂取が再開された後の食事療法について，総カロリー，蛋白量摂取量の観点から説明しなさい．

3 コラム

　アルコール性肝障害は常習的な多量（1日当たり純エタノールに換算して60g以上）の飲酒を継続すると生じる肝機能障害である．女性でのエタノール閾値は男性より低く40 g/日とされる．アルコール嗜癖の形成は社会的背景が重要であるので，患者の社会歴を良く聴取する．アルコール多飲継続の当初はALT/ASTの上昇，γ-GTPの上昇と画像的に脂肪肝が生じるが，その一部はアルコール性肝炎から線維化が進行し，肝硬変へと進展する．日本でも肝がんの原因としてアルコール性肝硬変の関与は増加している．

4 まとめ

- アルコール性肝障害の発症リスクは飲酒量，性別と関係する．
- アルコール性肝障害ではAST優位の肝逸脱酵素上昇，γ-GTPの増加が特徴的である．
- 禁酒を実行することは，きわめて難しい．精神科専門医の参加も求めて治療に当たるべきである．
- 肝機能不全により凝固因子の合成も低下しているため，肝硬変患者では消化管出血のリスクが高い．また，消化管出血は消化管内への蛋白負荷の増加から高アンモニア血症を悪化させ，肝性脳症の誘発因子となる．このため，経過のモニターでは便潜血のチェックを行う．
- 非代償性肝硬変症では，睡眠障害の訴えに対する安易な睡眠薬の処方は肝性脳症のリスクを増加させるので注意が必要である．

第7章 糖尿病

プレテスト 1〜13の各問について正しい番号を選ぶか，空欄に適語を入れなさい．

❶ 正常な空腹時血糖値は① 60 mg/dL，② 100 mg/dL，③ 200 mg/dL，④ 600 mg/dLである．

❷ HbA1c（NGSP値）の正常値は① 2.0%，② 3.0%，③ 5.5%，④ 8.0%である．

❸ 国際標準測定法で測定したHbA1c値（NGSP値）は，従来日本で使用されていたHbA1c（JSD値）より，_____%　① 高い，② 低い．

❹ 日本人の糖尿病は，① 5%，② 50%，③ 95%が2型糖尿病である．

❺ 平成19年の厚労省調査によれば日本人で糖尿病と診断される可能性のある人は① 100万人，② 500万人，③ 1300万人いると推測されている．

❻ 糖尿病の診断基準は① 空腹時血糖値≧_____ mg/dL または ② 75 g経口糖負荷試験（OGTT）2時間≧_____ mg/dL，あるいは ③ 随時血糖値≧200 mg/dLに加えて，④ HbA1c（NGSP）≧_____%（従来のJDS値では≧_____%）の場合である．

❼ 糖尿病の典型的な自覚症状は，口渇，多飲，尿量（① 増加，② 減少），体重（① 増加，② 減少）である．

❽ インスリン抵抗性を増長する患者背景を述べなさい．_____，_____

❾ 血糖を低下させる膵臓ホルモンは_____で，膵臓の_____細胞から分泌される．一方，血糖上昇ホルモンである_____は膵臓の_____細胞から分泌される．

❿ 上部消化管内への炭水化物流入に反応して腸管細胞から分泌されるインクレチン様ペプチド（_____や_____）は，膵臓からのインスリン分泌を（① 刺激，② 抑制）する．

⓫ インクレチンを分解する酵素は_____である．

⓬ 腎尿細管におけるグルコースの再吸収には_____トランスポーターが関与している．

⓭ 糖尿病の長期3大合併症は_____，_____，_____である．

7-1 症例1　2型糖尿病（レベル1）

1　患者　55歳，男性

【主訴】口渇，夜間頻尿

【現病歴】5年程前の社内健康診断で，高血糖を指摘され〔HbA1c 8.0％（JDS）〕，精査を勧められていたが放置していた．今年の健康診断でも空腹時血糖値200 mg/dLであり，最近口が渇くので清涼飲料水を飲む機会が増えた．また，夜間にのどが渇くので水を飲んで寝るためか夜間に3回程度トイレに起きるようになった．体重は30代で60 kgであったが，結婚を期に次第に増加し，45歳ころから現在の75 kgである．食欲は旺盛．

【既往歴】特になし

【家族歴】両親は健在だが，父が糖尿病．兄弟3人の次男．兄が糖尿病

【社会歴】商社の営業マン．夕食はほとんどが外食

【アレルギー歴】特になし

【治療薬】未定

【身体所見】身長165 cm，体重75 kg，腹囲90 cm
　　　　　血圧160/95 mmHg，脈拍数70回/分（不整なし），呼吸数16回/分
　　　　　頭頸部：異常なし
　　　　　胸部：異常なし
　　　　　腹部：異常なし
　　　　　四肢：浮腫（−），痛温覚正常，振動覚正常，神経反射正常
　　　　　足指白癬病変なし
　　　　　眼底所見：単純糖尿病網膜症の段階，毛細血管瘤（＋），点状出血（＋），増殖性網膜症（−）

【検査値】Glu（空腹時）180，HbA1c 8.5％（NGSP値），Alb 5.0，TC 280，LDL-C 195，TG 300 ALT 30，AST 25，BUN 16，Cr 0.8，尿中微量アルブミン（−），尿蛋白（−），尿沈渣正常

【臨床診断名】＃1．2型糖尿病

2　Step by Step 症例解析

●病態, 症状

Step 1. この患者の自覚症状で糖尿病に合致するものはどれか．また，それらを病態生理に基づいて説明しなさい．

Step 2. 他の疾患により耐糖能異常が生じる2次性糖尿病について調べ，この患者に当てはまるものがあるかどうかを考えなさい．（例：膵外分泌疾患，内分泌疾患，肝疾患，薬物性，感染症，その他の遺伝的疾患で耐糖能異常と糖尿病を伴うもの，妊娠）

●身体所見

Step 3. 患者の糖尿病合併症の評価方法と所見について調べなさい．
　1) 網膜症：網膜所見の検査法と糖尿病に随伴する増殖糖尿病網膜症について調べなさい．
　2) 神経症：この患者で検査された温痛覚，振動覚，アキレス腱反射などの検査法について調べなさい．
　3) 腎症：腎症評価の指標について述べなさい．特に，微量アルブミン尿の診断基準について調べなさい．

Step 4. 糖尿病患者の皮膚合併症に白癬症がある．好発部位と症状，診断法について調べなさい．

●臨床検査値, アセスメント

Step 5. 患者の病歴にはHbA1c測定値としてJSD値とNGSP値が混在することがある．両者の違いを説明しなさい．

Step 6. この患者のインスリン感受性低下に関連するBMIを計算し，メタボリックシンドロームの診断に合致するか調べなさい．

●治療（薬剤の選択，副作用，モニタリング，服薬指導等）

Step 7. この患者に食事療法の必要性があるか検討し，ある場合に目標体重と食事療法について述べなさい．

Step 8. この患者の運動療法について述べなさい．

Step 9. 経口血糖降下薬として最も良く使用されるスルホニルウレア（SU）薬とビグアナイド薬（メトホルミン）の利点と欠点を比較しよう．

比較点	スルホニルウレア（SU）薬	メトホルミン
作用機序		
特に良い適応患者		
副作用		
代表的薬物と標準投与量		
標準的１日投与量価格		

Step 10. この患者の経口治療薬について，SU薬またはメトホルミンで推奨できる用法・用量を提案しなさい．

Step 11. 速効型食後血糖降下薬としてナテグリニドなどが市販されている．この群の薬物の薬理作用の特徴と保険診療上の用法について調べなさい．

Step 12. 食後高血糖改善薬として用いられるα-グルコシダーゼ阻害薬について，作用機序，市販されている薬物の用法と用量，副作用について調べなさい．

Step 13. インスリン抵抗性改善薬について作用機序，市販されている薬物の用法と用量，特有な副作用について調べなさい．

Step 14. 最近，経口糖尿病治療薬で配合剤が使用されている．その組み合わせを薬効群別に調べよう．

Step 15. 新しい糖尿病治療薬としてGLP-1作動薬とDPP-4阻害薬が注目されている．両群の薬物について表の観点から比較しなさい．また，保険診療上のSU薬との併用の可否，副作用についてまとめなさい．

比較点	GLP-1作動薬	DPP-4阻害薬
作用機序		
薬物名と用法・用量		
SU剤との併用の可否		
メトホルミンとの併用の可否		
注意すべき副作用		
標準的な１日薬価		

Step 16. この患者の薬物治療中の効果と副作用評価のモニタリング指標は何かを調べなさい．また，それらのモニタリングはいつなされるべきかを調べなさい．

3 コラム

　2型糖尿病の患者数の増加は食事の西欧化といわゆるジャンクフードの浸透，移動手段の効率化による運動不足などによる一般人口における肥満傾向によるインスリン抵抗性病態と耐糖能異常・糖尿病発症が先進国で問題となっている．2型糖尿病の治療薬はながらくスルホニル尿素（SU）薬とメトホルミンが主体で，食後の高血糖を治療するα-グルコシダーゼ阻害薬や速効性のインスリン放出薬（グリニド薬）が補助的に使用されてきた．しかし，近年インクレチン研究から多くのGLP-1受容体作動薬とDPP-4阻害薬が登場し，一気に選択肢が増加した．SU薬の存在意義を問う声も上がっているほどである．今後は，これらの薬物の使い分けが問題となるだろう．また，従来は2型糖尿病患者の血糖管理は厳格なほど予後が良いと考えられてきたが，最近，長期治療中の心血管事故が低血糖に関連する可能性が指摘され，治療目標が緩和される傾向にある．

4 まとめ

・2型糖尿病治療薬は，作用機序からインスリン放出を刺激する薬物（SU薬，グリニド薬，GLP-1受容体作動薬，DPP-4阻害薬），インスリン抵抗性改善薬（メトホルミン，ピオグリタゾン）および消化管からのグルコース吸収遅延薬（α-グルコシダーゼ阻害薬）に分類される．
・肥満のある2型糖尿病患者にはメトホルミンが良い適応である
・メトホルミンの消失経路は腎排泄であるので，中等度以上の腎障害患者では重大な副作用である乳酸アシドーシスのリスクが高まる．
・SU薬で作用時間の長いものは低血糖のリスクが高い
・インスリン製剤は作用時間により分類される．以下の表に2型糖尿病に使用される薬物を作用機序別に整理したので覚えよう．

薬効分類	薬物一般名（代表的な商品名）
スルホニル尿素（SU）薬	グリベンクラミド（オイグルコン®），グリメピリド（アマリール®）
ビグアナイド薬	メトホルミン（メトグルコ®）
インスリン抵抗性改善薬	ピオグリタゾン（アクトス®）
α-グルコシダーゼ阻害薬	アカルボース（グルコバイ®），ボグリボース（ベイスン®），ミチグリニド（シュアポスト®）
速効型食後血糖改善薬	ナテグリニド（スターシス®），ミチグリニド（グルファスト®）
配合剤	ピオグリタゾン＋メトホルミン，ピオグリタゾン＋グリメピリド，ミチグリニド＋ボグリボース
GLP-1受容体作動薬	リラグルチド（ビクトーザ®），エキセナチド（バイエッタ®）
DPP-4阻害薬	シタグリプチン（ジャヌビア®），ビルダグリプチン（エクア®），アログリプチン（ネシーナ®），リナグリプチン（トラゼンタ®）

7-2　症例2　1型糖尿病（レベル1）

1　患者　12歳，女児

【主訴】嘔気，嘔吐
【現病歴】2か月ほど前から，口渇を訴え，多飲と夜間頻尿（尿意で5回ほど覚せい）を生じるようになっていた．従来は元気な子であったが，最近は元気がなく，食事摂取は普通であるが体重は5kgほど低下し，家族も心配していた．昨日から嘔気と嘔吐を訴え病院を受診した．
【既往歴】特になし
【家族歴】両親健在．家族に糖尿病発症なし．兄弟は3人，長女
【アレルギー歴】特になし
【薬歴】なし
【身体所見】身長 150 cm，体重 40 kg（2か月前は 45 kg）
　　　　　頭頸部：正常
　　　　　甲状腺：異常なし
　　　　　胸部：呼吸音正常
　　　　　腹部：腫瘤なく平坦
　　　　　四肢：神経反射正常，皮疹（−）
【臨床検査】血液：Glu（空腹時）300，HbA1c 14％，TC 120，AST 20，ALT 22，BUN 35，Cr 0.6，抗GAD（抗グルタミン酸脱炭酸酵素）抗体（＋），C-ペプチド（CPR）0.5
　　　　　尿検査：ケトン体（2＋），尿糖（＋＋），尿中CPR 6 μg/日
【臨床診断名】＃1．1型糖尿病

2　Step by Step 症例解析

●病態
Step 1. 1型糖尿病の病態の特徴を2型糖尿病と比較して述べなさい．

Step 2. 1型糖尿病の病態は膵島炎によるβ細胞の破壊による絶対的インスリン不足が原因である．その病態について，この患者で観察された抗 GAD 抗体と C-ペプチド（CPR）濃度変化を参考にして考察しなさい．

●身体所見
Step 3. インスリンの絶対的不足により生じる代謝異常（筋肉量低下，脂肪分解によるケトーシス）を，説明しなさい．この患者でケトーシスを示唆する所見を指摘しなさい．

Step 4. この患者の BMI を計算し，1型糖尿病の病態に合致するか考察しなさい．

●臨床検査
Step 5. この患者の検査値異常を指摘し，1型糖尿病の病態に即して説明しなさい．

●薬物治療
Step 6. 1型糖尿病の薬物治療は適切なインスリン補充が第一である．その際には食事に関係なく一定量分泌されている「基礎分泌」と，血糖値に応じて分泌される「追加分泌」の観点からそれぞれに相当する薬物・剤形を考慮してインスリン治療を計画しなさい．

Step 7. 追加分泌に相当するインスリンの投与量は自己測定血糖値に応じて決められる．血糖の自己測定装置と測定方法について調べなさい．

Step 8. インスリンを皮下に持続的に注入するインスリンポンプ療法について調べなさい．

Step 9. 1型糖尿病の血糖管理目標について述べなさい．

Step 10. インスリンの過量投与による低血糖症状について，自覚症状，他覚症状，対処法について述べなさい．

Step 11. 1型糖尿病の食事指導について調べなさい．また，2型糖尿病との違いを述べなさい．

3 コラム

1型糖尿病の発症リスクには遺伝的背景が関係している．これまでのゲノムワイド連鎖解析などにより HLA（ヒト組織適合白血球抗原）の特定アレルなどを初めとして多くのアレルがリスク因子として同定されているが，現時点ではこれらの関与は総合しても遺伝学的に推定された総遺伝要因の50%以下しか説明できていない．今後の遺伝子研究により，更なる進歩が期待されている．

4 まとめ

- 1型糖尿病は小児に多い．
- 病態は膵臓β細胞に対する自己免疫障害であり，血清中には抗GAD（グルタミン酸脱炭酸酵素）抗体などの自己抗体が出現することが多い．
- 1型糖尿病の病態はインスリン分泌の絶対的低下であるため，ケトアシドーシスを生じやすい．
- 1型糖尿病の薬物治療にはインスリンしか適応とならない．
- インスリン製剤には，作用時間により異なる剤型が使用できる．食後の分泌を模倣する超および速効型，基礎分泌を代替する時効型を組み合わせて使用する．
- 厳格な血糖管理は長期合併症のリスクを減らすが，同時に低血圧のリスクも増加する．また，小児の血糖管理は成長期にあることも考慮して行うべきである．
- インスリン製剤の分類

分類	作用持続時間	薬物一般名（代表的な商品名）
超速効型	効果発現：10〜20 min 最大効果：1〜3 hr 持続時間：3〜5 hr	インスリン リスプロ（ヒューマログ®），インスリン アスパルト（ノボラピッド®），インスリン グルリジン（アピドラ®）
速効型	効果発現：30 min 最大効果：1〜3 hr 持続時間：8 hr	イソフェン インスリン（ヒューマリン®），中性インスリン注射液（ノボリン®R），中性インスリン注射液（イノレット®R）
中間型	効果発現：1.5 hr 最大効果：4〜12 hr 持続時間：24 hr	インスリン リスプロ（ヒューマログ®），生合成ヒト二相性イソフェンインスリン（イノレット®N）
混合型	効果発現：10〜20 min 最大効果：4〜12 hr 持続時間：24 hr	生合成ヒト二相性イソフェンインスリン（イノレット®30Rなど），二相性プロタミン結晶性インスリンアナログ（ノボラピッド®30など），インスリンリスプロ（ヒューマログ®ミックス25など）
時効型溶解型	効果発現：1〜2 hr 最大効果：ピークなし 持続時間：24 hr	インスリン グラルギン（ランタス®），インスリン デテミル（レベミル®）

7-3 症例3　2型糖尿病合併症（レベル2）

1　患者　70歳，女性

【主訴】下肢痛，発熱
【現病歴】20年前から高血糖を指摘され，近医で治療を受けていた．しかし，服薬アドヒアランスは悪く血糖管理状態も悪かった（HbA1c 11％程度）．2年前ほどから左右の下肢にしびれと温痛覚の低下が生じ，時々足先を家具などに打撲して内出血を起こしても気づかないことがあった．下肢には常時ピリピリするような感覚異常がある．100メートルほど歩行すると右足に痛みがあり，休息しないとそれ以上歩けない状態である．近医でフットケアを行ってきたが，最近，足病変として趾間の白癬が悪化し，右足親指の指尖部に潰瘍が形成されていた．昨夜より発熱（38℃）し来院した．右足患部の痛みは軽度である．
【既往歴】20年前から糖尿病
【家族歴】父が糖尿病．兄弟3人の次女．兄も糖尿病
【社会歴】配偶者は2年前に肺炎で他界，以後独居．
【アレルギー歴】特になし
【治療薬】リナグリプチン（トラゼンタ®）　5 mg　1回1錠　1日1回　朝食後
　　　　　インスリン　デグルデク（遺伝子組換え）（トレシーバ®注フレックスタッチ®）300単位　1回4単位　1日1回　朝食後　皮下注
【嗜好】喫煙30本/日（20代から），アルコール飲用（−）
【生活歴】食事指導は受けず，外食が多い．運動は足の問題があるのでしていない．
【身体所見】身長155 cm，体重70 kg
　　　　　血圧165/95 mmHg，脈拍数80回/分（不整なし），呼吸数26回/分
　　　　　頭頸部：異常なし
　　　　　胸部：異常なし
　　　　　腹部　異常なし
　　　　　四肢：浮腫なし，両下肢とも膝から先に痛温覚低下，振動覚低下，アキレス腱反射消失，足底・足背動脈の拍動は触知不可能．両側足指白癬病変（＋），爪白癬（＋），右足第一趾先端に小潰瘍形成（＋），周囲発赤（＋），変色（−），水泡（−）
　　　　　眼底所見：糖尿病網膜症（増殖性変化あり），毛細血管瘤（＋），点状出血（＋）
【検査値】Glu（空腹時）200，HbA1c 10.5％（NGSP値），Alb 4.0，TC 285，LDLC 195，TG 320　ALT 32，AST 20，BUN 25，Cr 1.4，尿蛋白（＋），尿沈渣正常
【臨床診断名】＃1. 2型糖尿病，＃2. 腎機能障害，＃3. 足創部の感染症

2　Step by Step 症例解析

●病態・症状

Step 1. この患者の足指病変に関係する糖尿病の病態を説明しなさい．

Step 2. この患者の下肢循環障害の存在を示唆する所見を列挙しなさい．

Step 3. この患者の下肢神経障害を示唆する自覚および他覚所見を列挙しなさい．

Step 4. この患者の BMI，eGFR を計算しなさい．また，それらの値から得られる治療上必須な情報は何かを述べなさい．

●治療

Step 5. この患者は肥満であるにもかかわらず血糖管理治療にメトホルミンが使用されていない理由は何か？

Step 6. この患者の治療にリナグリプチンが選択された理由を述べなさい．

Step 7. この患者のインスリン療法について，変更する必要があればどのような方法が可能か検討しなさい．

Step 8. この患者の下肢の有痛性糖尿病性神経障害の薬物治療について考察しなさい．

●糖尿病性足病変の治療

Step 9. 皮膚科にコンサルテーションの結果，患者の潰瘍病変はワグナー分類の1度（皮膚の全層にわたるが皮下組織にまでは達していない場合）ため，潰瘍底部組織の細菌培養を行い，第一世代セフェム薬の治療が指示された．治療薬選択の妥当性について考察しなさい．

Step 10. この患者の今後のフットケアについて具体的に説明しなさい．

Step 11. 閉塞性動脈硬化症の薬物治療について考察しなさい．

3　コラム

　糖尿病合併症は血糖管理だけでなく，他の動脈硬化リスク因子の管理が重要である．また，発症した病変は不可逆的であるので，早期に病変を発見して進行を遅延化することが重要である．その観点から，腎症については，尿中の微量アルブミン検出の意義は大きい．また，ACE阻害薬とARBは降圧効果だけでなく蛋白尿を改善する効果もあるため，糖尿病患者の高血圧と腎症予防作用を持つ薬物として高血圧の有無を問わずに推奨される薬物である．

4　まとめ

- 長期の糖尿病患者では，種々の大血管および細血管障害を生じる．それぞれ代表的な合併症について，症状と治療法について説明できるようにしよう．
- 腎機能障害を合併する糖尿病患者の血糖管理に使用できる薬物についてまとめよう．
- 経口薬で血糖管理が困難な患者や，感染症合併時などにはインスリン治療が必要となる．使用できるインスリン製剤と使用法についてまとめてみよう．
- 糖尿病の足病変は，悪化すると壊疽に進展し，足切断が必要になることもある．足病変の重症度の評価と治療について知識をまとめよう．

第8章 脂質代謝異常症

プレテスト 1，2の（　）内に適切な数値を入れなさい．3〜10の各問について Y（Yes 正）・N（No 誤）で答えなさい．

❶ 高LDLコレステロール血症は（　　）mg/dL 以上である．

❷ 低HDLコレステロール血症は（　　）mg/dL 未満である．

❸ 高LDLコレステロール血症を放置すると動脈硬化性疾患発症の危険性が高い．（Y・N）

❹ 血清脂質検査は食後に実施すべきである．（Y・N）

❺ 中性脂肪が400 mg/dL以上の場合，LDLコレステロール値は「総コレステロール − HDLコレステロール −（中性脂肪÷5）」で見積もることができる．（Y・N）

❻ HMG-CoA還元酵素阻害薬はLDLコレステロールを低下させる作用が強い．（Y・N）

❼ フィブラート系薬は中性脂肪を低下させるが，LDLコレステロール低下作用はない．（Y・N）

❽ HMG-CoA還元酵素阻害薬とフィブラート系薬の併用は横紋筋融解症の発症リスクを高める．（Y・N）

❾ HMG-CoA還元酵素阻害薬の脂質低下作用は用量依存的である．（Y・N）

❿ エゼチミブは高LDLコレステロール血症の第一選択薬である．（Y・N）

8-1 症例1　脂質異常症（レベル1）

1　患者　65歳，男性

【主訴】とくになし
【現病歴】2か月前の健康診断でコレステロールが高値であることを指摘され，近医を受診．1か月前の血液検査の結果ではTC 280，TG 120，HDLC 48だった．その際に食事運動指導を受け，本日，再受診した．
【既往歴】高血圧症（10年前〜）
【家族歴】父：50歳にて心筋梗塞による突然死
【生活歴】喫煙習慣あり（1日20本），機会飲酒あり，食事は1〜2か月前から脂肪分の多いものをこれまでよりも控えるようにしている．月に1〜2回ほど趣味でテニスをしている．
【アレルギー歴】なし
【薬歴】
　　トリクロルメチアジド（フルイトラン®）2 mg　1回1錠　1日1回　朝食後（10年前〜）
　　OTC，健康食品の常用はない
【身体所見】身長 159 cm，体重 65 kg，血圧 170/88 mmHg，脈拍数 70回/分（整）
【検査所見】血液：TP 8.0，AST 33，ALT 27，LDH 200，Na 137，K 3.5，Cl 96，BUN 16，Cr 1.38，Glu 140，HbA1c 6.5％，TC 290，TG 135，HDL-C 50，UA 7.5
【臨床診断名】＃1. 脂質異常症，＃2. 高血圧症

2 Step by Step 症例解析

Step 1. 脂質異常症とはどんな状態ですか？また，放置することの不利益は何ですか？

Step 2. この患者のLDL-Cはどのくらいと判断できますか？

Step 3. この患者の心血管病発症（または死亡）リスクはどのくらいと推定されますか？

Step 4. この患者にとって望ましい脂質管理目標値は？また，管理目標値に到達するまでに何％の低下が必要ですか？

Step 5. この患者の心血管疾患発症リスクを軽減するために，脂質以外で必要な治療やアドバイス？
1) 必要な治療とアドバイス
2) その理由

Step 6. 脂質異常症の治療に用いられる薬効群にはどのようなものがありますか？各薬効群の脂質に与える影響の特徴も述べなさい．

Step 7. この患者に対する第一選択として好ましい薬効群？

Step 8. 選択した薬効群について
1) 具体的な医薬品を1つ選択しなさい．
2) 選択した医薬品の望ましい開始用量と用法？
3) 選択した医薬品の脂質異常治療における国内最大用量？
4) 選択した医薬品の禁忌を挙げなさい．
5) 選択した医薬品の注意すべき副作用を3つ挙げなさい．

Step 9. この患者の脂質異常治療の効果と副作用のモニター項目を挙げなさい．なお，副作用については自覚症状（subjective）と他覚症状（objective）の項目に分けること．

3　コラム

　HMG-CoA還元酵素阻害薬の有名な副作用に横紋筋融解症（rhabdomyolysis）がある．CK値の上昇や筋肉痛という所見を認めるという大まかな理解はあるかもしれないが，具体的な判定基準を知っているだろうか．横紋筋融解症の判定基準は，著明なCK上昇（基準値上限の10倍以上）と血清クレアチニンの上昇（褐色尿やミオグロビン尿を伴うことが多い）を伴う筋症状である．CK上昇は著明でないが筋症状を伴う場合は筋炎（myositis），CK上昇を伴わずに筋痛または筋力の衰弱を認める場合には筋痛症（myalgia）と判断される．

4　まとめ

・脂質異常症は基本的に無症状である．
・将来の血管疾患リスクを低減するために脂質のみならずその他のリスク因子も含めた包括的な管理が必要である．
・患者の背景情報をよく吟味し，最も有効で，最も安全に使用できる医薬品を選択する．

8-2　症例2　急性心筋梗塞（レベル2）

1　患者　57歳，男性

【主訴】胸痛
【現病歴】5年間より狭心症の診断にて加療中．先日ゴルフをしている最中に突然の胸痛を発症し，ニトログリセリンの舌下投与にて改善なく，当院に救急搬送となった．来院時の検査では心電図 $V_1 \sim V_4$ に有意な ST 上昇，CK，Trop-I の上昇を認めた．左前下降枝（#6）の100％閉塞に対し XIENCE ステント留置．血行再建後，心臓リハビリと薬物療法の調整のため一般病棟へ転棟となる．
【既往歴】労作性狭心症（5年前〜），脂質異常症（10年前〜），高血圧症（12年前〜）
【家族歴】父：65歳にて狭心症発症
【生活歴】喫煙習慣なし（5年前〜禁煙），機会飲酒あり．
【アレルギー歴】なし
【薬歴】
　ニフェジピン徐放錠（アダラート®CR）40 mg　1回1錠　1日1回　夕食後（10年前〜）
　アスピリン（バイアスピリン®）100 mg　1回1錠　1日1回　朝食後（5年前〜）
　アトルバスタチン（リピトール®）5 mg　1回1錠　1日1回　夕食後（7年前〜）
　クロピドグレル（プラビックス®）75 mg　1回1錠　1日1回　朝食後
　エソメプラゾール（ネキシウム®）10 mg　1回1カプセル　1日1回　朝食後
　カルベジロール（アーチスト®）5 mg　1回1錠　1日1回　朝食後
　酸化マグネシウム（マグラックス®）330 mg　1回1錠　1日3回　毎食後
　ゾルピデム（マイスリー®）5 mg　1回1錠　1日1回　就寝前
　OTC，健康食品の常用はない
【身体所見】身長 168 cm，体重 75 kg，血圧 150/85 mmHg，脈拍数 65 回/分（整）
【検査所見】血液：WBC 8,200，RBC 480，Hb 13.0，Hct 48，TP 7.8，AST 41，ALT 32，LDH 250，CK 83，Na 138，K 4.4，BUN 23，Cr 1.15，Glc 100，HbA1c 6.9％，TC 205，TG 120，LDL-C 138，HDL-C 43，BNP 125
【臨床診断名】＃1．急性心筋梗塞（post PCI），＃2．脂質異常症，＃3．高血圧症

2 Step by Step 症例解析

Step 1. この患者の治療上の問題リストを挙げなさい．

Step 2. Step 1. で挙げた各問題点について，現在処方されている治療薬を対応させなさい．

Step 3. Step 1. で挙げた各問題点について，治療のゴールを挙げなさい．

Step 4. Step 3. で挙げた各治療のゴールについて，達成できていないものはどれですか？

Step 5. この患者が有する心血管病再発の危険因子は何ですか？

Step 6. この患者の脂質異常症治療はどのように修正するべきですか？
   1) 非薬物治療について
   2) 薬物治療について

Step 7. この患者の脂質異常治療の効果と副作用のモニター項目を挙げなさい．なお，副作用については自覚症状（subjective）と他覚症状（objective）の項目に分けること．

3 コラム

　HMG-CoA 還元酵素阻害薬の脂質低下効果は用量依存的だが，用量と脂質低下率の関係は線形ではなく，一定以上の用量では，それ以上効果が増加しない頭打ち現象を認める．そのため，プラバスタチンなどのような脂質低下効果が中程度のものを増量しても目標とする脂質値にまで低下しない場合には，さらに高用量を用いるよりも，脂質低下効果が強力な HMG-CoA 還元酵素阻害薬へ変更するほうが効果的である．なお，米国の脂質異常症ガイドライン 2013 年度版では，期待される LDL-C 低下率が 30％未満の HMG-CoA 還元酵素阻害薬による治療を "low-intensity statin therapy"，30～50％程度を "moderate-intensity statin therapy"，50％以上を "high-intensity statin therapy" と定義しており，日本の承認用量で high-intensity に該当するのはロスバスタチンの 20 mg/day（最大量）のみである．

4 まとめ

- 心血管病の二次予防の場合は，目標 LDL-C 値が 100 未満となる．
- 心血管病を発症した患者では処方医薬品数が非常に多くなるため，副作用，相互作用の管理に加えて，患者が医薬品を正しく服用するための支援（必要最低限の医薬品による治療，不必要な処方薬の中止，服薬タイミングの調整，服薬指導など）が重要である．

第9章 自己免疫疾患（膠原病）

9-1 症例1 関節リウマチ（RA）（レベル1）

プレテスト 関節リウマチに関する1～8の各問についてY（Yes 正）・N（No 誤）で答えなさい．

❶ 女性の関節リウマチ（RA：rheumatoid arthritis）の罹患率は男性より高い．（Y・N）

❷ RA発症のピークは男女ともに70歳代にある．（Y・N）

❸ RAは手関節の単関節炎が中心であり増悪と寛解を繰り返す．（Y・N）

❹ RAの関節症状では「朝のこわばり」が特徴的である．（Y・N）

❺ RAでは血液検査でリウマトイド因子が陽性となる．（Y・N）

❻ 近年，RAの自己抗体として抗シトルリン化蛋白抗体（抗CCP抗体）が注目されている．（Y・N）

❼ RAの活動性の評価にはDAS28スコアなどが使用される．（Y・N）

❽ RA患者の関節破壊は発症から10年以上経過して生じる．（Y・N）

1　患者　40歳，女性

【主訴】左右の手指関節（第二・三中指関節）の痛みと腫脹

【現病歴】約1年前から左右の手指関節（第二・三・四中指関節）に痛みと腫脹が生じた．症状は朝に強く，日中になるとやや改善する．関節痛病変は次第に範囲が拡大している．このため，症状が強いときは，着衣でのボタンかけが困難で，食事の時にコップやお椀を使う動作にも支障を来たすようになった．全身的には微熱と倦怠感がある．

【既往歴】とくになし

【家族歴】夫42歳と2人の子供がいる．皆，健康．

【薬歴】鎮痛薬としてOTCバファリンを服用している

【身体所見】バイタルサイン　血圧122/70，脈拍数80回/分，呼吸数22回/分，体重55 kg，身長160 cm

　　　　　脳神経正常，頭頸部正常：眼の乾燥所見なし

　　　　　胸部：呼吸音正常，心音：正常

　　　　　腹部：異常なし，直腸指診：痔疾（−），腫瘍（−），便潜血反応（−）

　　　　　四肢：左右の第二から四中指（MCP）関節，近位指節間（PIP）関節を主体として腫脹，圧痛がある．足関節に病変はない．

【臨床検査】Hb 11.6，MCV 92，WBC 9,600，Plt 25，ESR 40，CRP 2，RF 60，抗CCP抗体（+）10，ALT 22，AST 30，BUN 16，Cr 1.2

【X線検査】左右の第二から四中指（MCP）関節，近位指節間（PIP）の関節裂隙狭小化（+），骨びらん（+），頸椎の環軸椎亜脱臼なし

【臨床診断名】♯1．関節リウマチ（RA）

【治療】

　薬物治療：（治療開始1週間の処方）

　　メトトレキサート（リウマトレックス®）2 mg　1回1カプセル　1日2回　朝夕食後（火曜日）

　　メトトレキサート（リウマトレックス®）2 mg　1回1カプセル　1日1回　朝食後（水曜日）

　　セレコキシブ（セレックス®）100 mg　1回1錠　1日2回　朝夕食後

　リハビリテーション：理学療法士により手指の運動，ホットパックなどの指導．

2　Step by Step 症例解析

●診断と重症度評価

Step 1. 関節リウマチで侵されやすい関節はどこか解剖学的に正確な名称を調べなさい．この患者の症状は典型的かどうか調べてみよう．

Step 2. 関節リウマチに特異的な自己抗体（バイオマーカー）にはどのようなものがあるか調べてみよう．

Step 3. 従来，関節リウマチの診断基準として使用されてきたアメリカリウマチ学会（ACR）の基準と，近年，関節リウマチの早期診断に使用されるようになったヨーロッパリウマチ学会（EULAR）の基準を比較してみよう．

Step 4. 関節リウマチの典型的な関節 X 線所見を調べなさい．

●薬物治療

Step 5. メトトレキサートの投与量と投与方法について，通常の抗がん剤としての用法・用量の相違点を調べなさい．

Step 6. 関節リウマチ治療に使用されるメトトレキサートについて，治療モニタリング上注意すべき副作用を述べなさい．

Step 7. メトトレキサートの副作用を検出するために注意する自覚症状，検査値について述べなさい．

Step 8. この患者で選択された消炎鎮痛薬であるセレキコキシブをアスピリンと比較して，特に COX2 選択性について述べなさい．

Step 9. 初期治療に対する反応が悪い場合に使用される生物製剤について，抗腫瘍壊死因子-α（TNF-α）製剤について調べなさい．

3 コラム

　関節リウマチ（RA：rheumatoid arthritis）の活動度は，単に関節病変や症状の強さだけでなく，全身症状，日常生活での機能障害も含めて評価する．代表的な方法は DAS（disease activity score）28 などである．関節症状病変の客観的評価は腫脹関節数，圧痛関節数で，炎症の強さは CRP（C 反応性蛋白）などの炎症マーカーで，関節破壊所見は単純 X 線による骨びらん及び関節裂隙の評価で，滑膜炎の評価は MRI（核磁気共鳴画像）で行う．一方，日常生活への影響は患者自身の主観的評価を質問票形式による HAQ（health assessment questionnaire）や個別項目に対する自覚的な全般評価（VAS：visual analogue scale）で評価する．機能障害評価は着衣，食事，衛生，歩行などへの影響を質問票形式の HAQ などで評価する．これらの客観的および主観的な指標を合わせて総合的な重症度評価を行うのである．

4 まとめ

- 関節リウマチは自己免疫疾患中で最も頻度が高い疾患である（人口の 0.5〜1.5％）．
- 関節リウマチは女性に多い多発性の関節炎である．
- 関節リウマチの関節破壊は発症後 2 年間で進行するので，早期発見と疾患修飾性抗リウマチ薬の開始が重要である．
- **重症**の関節リウマチ患者では感染，肺疾患，腎臓障害，消化管出血などにより平均寿命が 10〜15 年短縮する．
- 抗腫瘍壊死因子 α である生物製剤の登場により，患者によっては関節リウマチ活動性の寛解も可能となった．

9-2　症例2　全身性エリテマトーデス（SLE）（レベル1）

> **プレテスト**　全身性エリテマトーデスに関する1〜10の各問についてY（Yes 正）・N（No 誤）で答えなさい．

❶ 罹患率は女性が男性より10倍高い．（Y・N）

❷ 発症年齢は20〜30歳代が多い．（Y・N）

❸ 血液検査では汎血球減少が観察される．（Y・N）

❹ 自己抗体として，抗2本鎖DNA抗体（抗ds-DNA抗体）が血清中に出現する．（Y・N）

❺ 血清検査では補体値が高値となる．（Y・N）

❻ 皮膚症状としては顔面頬部の蝶形紅斑が特徴的である．（Y・N）

❼ レイノー症状は見られない．（Y・N）

❽ 薬物治療としては，抗腫瘍壊死因子α抗体が有効である．（Y・N）

❾ 合併症として腎障害を生じることはない．（Y・N）

❿ 重症例ではシクロホスファミドなどの免疫抑制薬を投与することがある．（Y・N）

1　患者　30歳，女性

【主訴】原因不明の発熱，顔面の皮疹

【現病歴】約1か月前から発熱（37.5〜38℃）と全身倦怠感が出現した．手や肘の関節の痛みも出現したので風邪と思いOTC薬を服用していたが，解熱せず，口内炎も出現し食事に支障を来すようになった．さらに顔面に紅斑も出現し，抜け毛が多いこと，寒いところにでると手の指が蒼白になり痛みを生じる現象にも気づいていた．1週間ほど前から，下肢にむくみがあることにも気づいたので受診した．

【既往歴】とくになし．

【家族歴】夫32歳と2人暮らし．子供はいない．

【嗜好品】喫煙（−），アルコールは付き合い程度

【生活歴】妊娠歴（−），会社員

【薬歴】とくになし

【身体所見】血圧150/90 mgHg，脈拍数80回/分，呼吸数24回/分，身長160 cm，体重55 kg（発症前から4 kg増）

　　　　　神経学的検査：正常

　　　　　眼瞼結膜，貧血（+），顔面両側頬部に蝶形紅斑，口内炎（+）

　　　　　胸部：呼吸音正常，心音正常

　　　　　腹部：正常，腸音やや亢進

　　　　　四肢：両側下肢に浮腫（+）

【臨床検査】血液検査：Hb 9.2, WBC 2,500, Plt 8, CRP（++）, ESR 40, ALT 20, AST 20, BUN 26, Cr 1.4

　　　　　血清検査：抗2本鎖DNA抗体（+），抗Sm抗体（+），抗核抗体（陽性320倍），補体（C3 30 mg/dL, C4 10 mg/dL, CH50 20 IU/mL），抗リン脂質抗体（+）

　　　　　尿検査：蛋白（+，0.8 g/日），顕微鏡的血尿（+），細胞性円柱（+）

【臨床診断名】#1．全身性エリテマトーデス（SLE）

【治療】

　　薬物治療：プレドニゾロン（プレドニン®）5 mg　1回6錠　1日1回　朝食後

　　　　　　　プレドニゾロン（プレドニン®）5 mg　1回2錠　1日1回　夕食後

2 Step by Step 症例解析

●症状，臨床検査

Step 1. この患者の自覚症状でSLEに特徴的なものを列挙しなさい．
　1）全身症状
　2）皮膚症状（特に蝶形紅斑について部位，形態などを写真を参考にして調べなさい）
　3）レイノー症状，日光過敏について説明しなさい．

Step 2. この患者の臨床検査値で診断的意義のあるものについて列挙しなさい．
　1）血球検査
　2）血清検査
　3）自己免疫検査

Step 3. 重症のSLEでは中枢神経症状が出現することがある．どのような症状が生じるかについて調べなさい．

●薬物治療

Step 4. 寛解導入目的で使用される副腎皮質ステロイド薬の用法・用量について調べなさい．1日用量を分割して投与する場合の注意点について説明しなさい．

Step 5. 重症のSLEや標準的な経口副腎皮質ステロイド療法で効果が見られない場合に使用されるステロイドパルス療法について，具体的な薬物名と用法・用量について説明しなさい．

Step 6. ステロイド療法では効果が不十分な場合や，ステロイドの減量が困難な場合に使用される免疫抑制薬について，薬物名と用法．用量を調べなさい．

Step 7. 副腎皮質ステロイドを長期使用する患者をモニタリングする際に注意すべき点について，感染症，耐糖能異常，消化性潰瘍，骨粗しょう症，無菌性骨壊死などについて説明しなさい．

Step 8. 副腎皮質ステロイド薬を患者が自己判断で中止した場合などに生じる離脱症状を，患者に対して説明する場合を想定して，わかりやすく説明しなさい．

Step 9. 初期治療により寛解が得られた場合に行われる維持療法について，副腎皮質ステロイドの減量法と維持量，および免疫抑制薬について説明しなさい．

Step 10. 重症SLEに対してはアフェレーシス療法を行うことがある．血漿交換法，免疫吸着法などについて調べて説明しなさい．

3 コラム

　全身性エリテマトーデスは英語では systemic lupus erythematosus（SLE）である．systemic とは全身的の意味で SLE の臨床症状が頭髪から皮膚，関節，腎臓，血管炎など全身におよぶ事を示唆している．*Lupus* はオオカミを表すラテン語で，本来は皮膚結核病変を意味する用語であったが SLE の紅斑性病変がそれと類似しているため混同され使用されるようになった．erythmatosus は紅斑症を意味するドイツ語の erythematodes を転用したものである．SLE は膠原病中で関節リウマチについて頻度の高い疾患である．薬剤師としてはある種の薬物（抗不整脈薬プロカインアミド，降圧薬ヒ.ドララジンなど）の服用により SLE 様症状が出現することがあることを知っておく必要がある．ただし，薬物誘発性 SLE は腎障害の合併は少ないとされる．

4 まとめ

- SLE は圧倒的に女性に多い疾患である．
- 血液検査では汎血球減少，抗二本鎖 DNA 抗体出現が特徴的である．
- SLE の臨床症状は多彩であり，この患者で観察された以外にも胸膜炎・心膜炎などの漿膜炎病変，中枢神経症状（けいれん，躁うつ症状，幻覚など）を生じることがある．
- 約 50％の SLE 患者に見られる腎障害は，予後に影響するもっとも重要な合併症である．蛋白尿が悪化するとネフローゼ症候群に進行し，最終的には血液透析が必要なる場合も多い．
- SLE は治療により完全に治癒することはなく，寛解と増悪を繰り返し慢性に経過する疾患である．主として腎炎治療の改善により現在では 10 年生存率が 90％に改善している．
- 患者に対しては，過労や日光暴露を避けるように指導し，レイノー現象を合併する患者では手指の保温を指導し，喫煙習慣があれば悪化するので止めるように指導する．

第10章 慢性腎臓病（CKD）

プレテスト 1〜10の各問について Y（Yes 正）・N（No 誤）で答えなさい．

❶ 3か月以上にわたって，腎障害（蛋白尿）などがあるか糸球体ろ過率（GFR）が 60 mL/min/1.73 m² 未満である場合を，慢性腎臓病（CKD：chronic kidney disease）という．（Y・N）．

❷ CKDはGFR（mL/min）の程度を，90以上，90〜60，60〜30，30〜15，15以下の区切りにして，ステージ1から5に分類される．（Y・N）

❸ eGFRは血清クレアチニン，性，体重から算出する．（Y・N）

❹ 腎障害を起こすリスク因子は，喫煙，高血圧，肥満である．（Y・N）

❺ CKDのリスクファクターは，高齢，女性，既往歴（脳卒中，心筋梗塞，心不全），足の循環障害，蛋白尿，糖尿病，高血圧，高脂血症，肥満，家族の透析患者である．（Y・N）

❻ CKDの増悪因子は，高血圧・急激な降圧，感染，薬物（NSAIDs・抗生剤・抗がん剤・造影剤），脱水・利尿剤，心不全，電解質異常（高Ca血症），高尿酸血症，尿路閉塞，悪性腫瘍，手術，激しい筋運動である．（Y・N）

❼ ステージ4のCKDでは，進行性の心血管系病変，骨とミネラル代謝異常，アルカローシスによる症状がある．（Y・N）

❽ 網膜症がなく，突然発症のネフローゼ症候群で，顕微鏡的血尿がみられる場合は，糖尿病性腎症以外の腎疾患の可能性がある．（Y・N）

❾ CKD患者は，末期腎不全に至る前に呼吸器系疾患で死亡することが多い．（Y・N）

❿ CKDの貧血は主にフェリチンの低下による．（Y・N）

10-1 症例1　尿毒症（レベル1）

1　患者　54歳，男性

【主訴】食欲低下，全身倦怠感

【現病歴】20年前より健康診断で，蛋白尿，高血圧を指摘され，イミダプリルとアムロジピンを開始した（腎生検はしていない）．10年前に栄養指導を受けて塩分制限を開始した．去年8月とくに自覚症状はなかったが健康診断でCr 7.0，BUN 61と腎不全を指摘されたため当院紹介され，9月に入院して左前腕に内シャントを造設した．退院後1か月に1回外来通院していた．本年2月Cr 8.1　BUN 58，3月Cr 8.7　BUN 63，4月Cr 9.0　BUN 76，6月Cr 12.6　BUN 77と腎機能悪化し，尿毒症症状も出現してきたため，血液透析（HD）導入目的にて，7月入院となった．

【既往歴】高血圧（20年前より）

【家族歴】母に高血圧，腎不全

【生活歴】51歳まで　アルコール：現在（−）．喫煙：10本/日×30年．職業：事務職．家族：妻と同居．食事：2200 kcal，塩分5 g．尿量：200 mL×6回/日（1200 mL/日）．栄養相談：10年前に1度

【アレルギー歴】薬剤：（−）食物：（−）

【薬歴】

　　カルシトリオール（ロカルトロール®）0.25 μg　1回1カプセル　1日1回　朝食後
　　アロプリノール（ザイロリック®）100 mg　1回1錠　1日1回　朝食後
　　アムロジピン（ノルバスク®）5 mg　1回1錠　1日1回　朝食後
　　イミダプリル（タナトリル®）2.5 mg　1回1錠　1日1回　朝食後
　　アトルバスタチン（リピトール®）10 mg　1回1錠　1日1回　夕食後
　　沈降炭酸カルシウム（カルタン®）500 mg　1回2錠　1日2回　朝夕食直前
　　ポリスチレンスルホン酸カルシウム（カリメート®）5 g　1回1包　1日2回　朝夕食直後
　　炭酸水素ナトリウム　1回1 g　1日3回　毎食後

【OTC歴】なし

【コンプライアンス】良好

【身体所見】身長173 cm，体重68 kg，BMI 22.9，体温36.8℃，血圧133/84 mmHg，脈拍数90回/分（整）
　　　　　結膜：貧血（+），黄疸なし，顔面：浮腫なし．肺：ラ音なし，心：収縮期雑音（Levine 2/6），腹部：異常なし，四肢：浮腫なし

【検査所見】尿：pH 7，蛋白（3+），糖（1+），ウロビリノーゲン（±），ビリルビン（−），ケトン体（−），潜血（1+），比重1.008　血液：WBC 10,400，RBC 318，Hb 9.4，Ht 28.9，Plt 25.1，MCV 90.9

生化学：TP 6.8, Alb 4.2, AST 20, ALT 11, LDH 398, ALP 314（基準値：104-338）, T.Bil 0.3, γ-GT 18, ChE 453, Na 137, K 6.2, Cl 101, BUN 75, Cr 14.05, UA 4.9, Ca 7.2, IP 9.9, TC 167, TG 227, HDL-C 33, AMY 98, CK 229, CRP 0.50, Fe 54, UIBC 279, フェリチン 12, Glu 85, HbA$_{1c}$ 5.9, iPTH 340, 血液ガス：pH 7.380, PaCO$_2$ 38, PaO$_2$ 92, HCO$_3$ 24

【胸部 X 線写真】CTR 57.6%, 胸水あり
【腹部エコー所見】腎萎縮
【臨床診断名】♯1. 尿毒症　♯2. 高血圧症

2 Step by Step 症例解析

Step 1. この患者の慢性腎臓病(CKD)のリスクファクターは何か？

Step 2. 慢性腎臓病の原疾患は何か？その根拠？

Step 3. 検査データの異常値を説明しなさい．

Step 4. 電解質異常の起こる機序と治療方針？

Step 5. 貧血の原因と治療方針？

Step 6. 現在の薬物治療の処方意図は？またそれは適切か？

Step 7. 降圧薬は適切か？降圧目標は何か？

Step 8. 透析導入で中止するべき薬剤，また新たに開始するべき薬はあるか？

Step 9. 透析で血中濃度が低下することが懸念される薬剤？

Step 10. この患者で腎移植や腹膜透析という選択肢はありうるか？

3 コラム

腎不全での出血傾向は尿毒素による血小板機能低下が主体で，この患者でも眼底出血が懸念される．出血傾向がみられれば血液透析の絶対的適応になる．止血目的には透析のほかにバソプレシン投与によるフォンビルブラント（von Willebrand）因子の放出も有効なことがある．

4 まとめ

・慢性腎臓病（CKD：chronic kidney diesease）は，心血管疾患（CVD：cardiovascular disease）および末期腎不全（ESKD：end-stage kidney diesease）発症の重要なリスクファクターであり，まず生活習慣の改善（禁煙，減塩，肥満の改善など）を行う．
・CKDステージ3より，血清P，Ca，PTH，ALPのモニターを行い，基準値内に維持するよう適切な治療を行う．
・CKDステージ3より，高K血症，代謝性アシドーシスに対する定期的な検査を行う．
・CKD患者には腎障害性の薬物投与を避け，腎排泄性の薬剤は腎機能に応じて減量や投与間隔の延長を行う．

10-2 症例2　尿毒症（糖尿病性腎症）（レベル2）

1　患者　56歳，男性

【主訴】全身倦怠感，食欲不振，嘔気・嘔吐
【現病歴】20歳代より，会社検診にて高血糖・尿糖を認めたが自覚症状はなく放置していた．50歳代に心配になり近医受診し，糖尿病・高血圧を指摘され，加療していた．55歳に糖尿病性網膜症の手術のため入院した．その時に腎機能障害を指摘され，同病院腎センター受診し，以降外来通院していた．その後徐々に腎機能が悪化し，本年より全身倦怠感，食欲不振，嘔気・嘔吐の症状が出現してきたため，1週間後に受診した．来院時のBUN/Cr 73/8.24であり，尿毒症が出現していると判断され，透析導入目的で入院となった．
【既往歴】糖尿病，高血圧，高コレステロール血症
【家族歴】特記事項なし
【生活歴】喫煙：（現在なし，50歳まで20本/日）．アルコール：（現在なし：以前は缶ビール1本/日）．職業：建設業．家族：妻，娘と同居．食事：糖尿病のため妻が調理，運動療法：（−）
【アレルギー・副作用歴】薬物：（−），食品：（−）
【薬歴】
　　アムロジピン（アムロジン®）10 mg　1回1錠　1日1回　朝食後
　　バルサルタン（ディオバン®）160 mg　1日1回朝食後
　　アルファカルシドール（アルファロール®）0.5 μg　1回1カプセル　1日1回　朝食後
　　アトルバスタチン（リピトール®）10 mg　1回1錠　1日1回　夕食後
　　ダルベポエチンアルファ（ネスプ®）60 μg　1回1本　月1回　皮下注射
【OTC歴】（−）
【コンプライアンス】指示通りに服用しているが，薬剤に対する関心は低い．
【入院時身体所見】〈バイタルサイン〉身長167 cm，体重70 kg，BMI 25.1，IBW 61.3 kg，体温35.9℃，血圧150/70 mmHg，脈拍数84回/分，呼吸数18回/分　〈全身状態〉意識清明，貧血（＋），発熱（−）〈心臓〉雑音（−）〈肺〉ラ音（−）〈腹部〉平坦，痛みなし　〈四肢〉浮腫（−）
【入院時検査所見】尿：pH 5，糖（＋），蛋白（2＋），潜血（＋），ケトン体（−），ビリルビン（−），比重 1.025
　　血液：WBC 8,900，RBC 317，Hb 9.4，Ht 28.3，MCV 89.3，Plt 33.8
　　生化学：Na 134，K 5.7，CL 105，Ca 8.4，P 5.2，TP 7.2，Alb 4.1，BUN 73，Cr 8.24，UA 8.7，AST 7，ALT 16，LDH 339，ALP 111，TC 116，TG 132，Glu 262，HbA1c 7.7，胸部Xp：CTR 54.5%，胸水なし　血液ガス：pH 7.234，$PaCO_2$ 25，PaO_2 94，HCO_3 14.5
【臨床診断名】＃1．尿毒症　＃2．糖尿病

2 Step by Step 症例解析

Step 1. この患者の慢性腎臓病（CKD）のリスクファクターは何か？

Step 2. 慢性腎臓病の原疾患は何か？その根拠？

Step 3. 検査データの異常が起こる機序を説明しなさい．

Step 4. 電解質異常が起こる機序とその治療方針？

Step 5. 現在の薬物治療の処方意図は？またそれは適切か？

Step 6. 降圧薬は適切か？降圧目標は何か？

Step 7. 貧血の原因と治療方針は何か？

Step 8. 透析導入時の合併症として懸念されるのは何か？

Step 9. 透析導入で中止するべき薬剤，また新たに開始するべき薬はあるか？

Step 10. 維持透析での治療方針は？合併症は何か？

Step 11. 腎移植や腹膜透析という選択肢はありうるか？

Step 12. 症例1と較べて予後はどうか？

3 コラム

　糖尿病性腎症は蛋白尿だけのことが多いが顕微鏡的血尿も 1/3 以上の患者でみられる．しかし，CKD では肉眼的血尿は通常みられないので，もし観察されれば膀胱がんや他の腎疾患の可能性を検討するべきである．また，網膜症がなくても糖尿病性腎症がみられることがあるのが 2 型糖尿病である（1 型では必ず網膜症が先行する）．

4 まとめ

- ACE（angiotensin converting enzyme アンジオテンシン変換酵素）阻害薬や ARB（angiotensin Ⅱ receptor blockers アンジオテンシンⅡ受容体拮抗薬）投与時には，血清クレアチニン値の上昇〔eGFR；estimated glomerular filtration rate（推算糸球体ろ過量）の低下〕や高 K 血症に注意する（30％以下の上昇ならば，中止しなくても，もとにもどる）．
- 糖尿病では血糖を HbA1c 7％（国際標準値，NGSP 値）未満に管理する．
- CKD 患者の貧血では，消化管出血などを除外し，フェリチン 100 ng/mL 以上やトランスフェリン飽和度（TSAT）20％以上で鉄が不足していないことを確認した上で，赤血球造血刺激因子製剤（ESA）を投与する．治療目標値は Hb 10〜12 g/dL にする．
- CKD では CVD の予防を含めて LDL コレステロールは 120 mg/dL 未満にコントロールする．

10-3 症例3　IgA腎症（レベル3）

1　患者　51歳，女性

【主訴】蛋白尿，血尿，腰痛
【現病歴】42歳時，蛋白尿，血尿のため腎生検を行いIgA腎症と診断された．とくに治療はうけていなかった．44歳で高血圧症を指摘され，45歳でネフローゼ症候群と診断された．その後ステロイド内服治療を開始した．46歳で高脂血症と高尿酸血症の合併を診断された．本年，腰痛が出現したため精査治療目的で入院した．
【既往歴】43歳：鉄欠乏性貧血．44歳：十二指腸潰瘍．46歳：骨粗しょう症．
【家族歴】特記すべきことはない
【生活歴】喫煙（−），アルコール（−），輸血歴（−）
【職業】小学校教員
【薬歴】処方薬あり．OTC薬：服用していない
【外来処方】
　　プレドニゾロン（プレドニン®）5 mg　1回2錠　1日1回　朝食後
　　アルファカルシドール（アルファロール®）0.25 μg　1回1カプセル　1日1回　朝食後
　　アロプリノール（ザイロリック®）100 mg　1回1錠　1日1回　朝食後
　　フロセミド（ラシックス®）20 mg　1回1錠　1日1回　朝食後
　　クエン酸第一鉄ナトリウム（フェロミア®）50 mg　1回1錠　1日1回　朝食後
　　エナラプリル（レニベース®）5 mg　1回1錠　1日2回　朝夕食後
　　ニフェジピン徐放錠（アダラート®LA）20 mg　1回1錠　1日2回　朝夕食後
　　プラバスタチン（メバロチン®）5 mg　1回1錠　1日2回　朝夕食後
　　トコフェロールニコチン酸エステル（ユベラ®N）100 mg　1回1カプセル　1日2回　朝夕食後
　　ミゾリビン（ブレディニン®）25 mg　1回2錠　1日3回　毎食後
【副作用歴】なし　【アレルギー歴】なし　【コンプライアンス】不良
【身体所見】全身所見：身長153.5 cm，体重70 kg，IBW 46.0 kg，BMI 29.7，血圧142/90 mmHg，心肺異常なし．腹部異常なし．ムーンフェイス，浮腫（＋）
【検査所見】尿：比重1.018，pH 5.0，糖（−），蛋白（4＋），潜血（1＋），ウロビリノーゲン（±）
　　　　　血液：WBC 9,500，RBC 442，Hb 14.5，Hct 46.1，MCV 104，Plt 24.9，
　　　　　生化学：TP 6.1，ALB 2.8，AST 21，ALT 28，LDH 572，ALP 187，γ-GT 28，ChE 169，T.bil 0.34，AMY 122，T-Cho 199，TG 75，HDL-C 84，UA 6.8，BUN 31，Cr 1.8，Na 146，K 4.3，Cl 108，Ca 8.9，IP 3.6，Glu 109，TSH 0.60，CRP 0.5，CCr 31.6
【臨床診断名】#1. IgA腎症　#2. ネフローゼ症候群　#3. 慢性腎臓病（CKD）

2　Step by Step 症例解析

Step 1. 慢性腎臓病（CKD）のリスクファクターは何か？ CKD のステージ？

Step 2. 降圧薬は適切か？降圧目標？

Step 3. ネフローゼ症候群の治療方針は？副作用は見られているか？

Step 4. 電解質異常の起こる機序と治療方針？

Step 5. CKD の進行をおさえる治療方針？

Step 6. 処方意図は？処方薬は適切か？

Step 7. 食事療法の必要性？提案しなさい．

Step 8. 予後はどうか？

3　コラム

　IgA腎症の診断がアジア人に多いのは，日本では軽い症例でもよく腎生検をしていたからではなく，糖鎖をつける酵素や，T細胞のIgA受容体に遺伝的に白人とは異なる変異があるためではないかといわれている．50％に血清IgAが上昇しているが特異性はなく，病勢とも相関しない．

4　まとめ

・蛋白尿のある慢性腎臓病患者の血圧の管理目標は130/80 mmHg以下である．
・蛋白尿（0.5 g/gCr以上）を呈する若年・中年の患者では，尿蛋白0.5 g/gCr未満を目標としてレニン-アンジオテンシン系（RAS）阻害薬を使用して治療する．
・急性上気道感染症・消化管感染症や過労後に，肉眼的血尿（コーラ色の血尿）がみられることがあるが，血尿の程度は予後に影響しない．
・IgA腎症の多くは予後良好だが，1/3が進行性で数年から数十年で末期腎不全に至る．初診時の血清クレアチニンが高値，蛋白尿1.5 g/日以上，高血圧合併などが予後不良因子である．

第11章 ネフローゼ症候群

プレテスト 1～10の各問について（　）内に適切な語句を入れなさい．

❶ ネフローゼ症候群での蛋白尿は（　　）g/日以上である．

❷ ネフローゼ症候群での血清アルブミンは（　　）g/dL以下である．

❸ 血尿が稀なのは膜性腎症，（　　）病性腎症，腎硬化症である．

❹ ネフローゼ症候群で合併しやすいのは血栓症，低血圧，低Na血症，高（　　）血症である．

❺ ループス腎炎にみられるのは急性腎不全，血尿，蛋白尿，補体（　　）値，免疫複合体陽性である．

❻ 急性腎炎症候群になるのは，（　　）菌感染後急性糸球体腎炎，紫斑病性腎炎，膜性増殖性腎炎，顕微鏡的多発血管炎である．

❼ 急速進行性糸球体腎炎にあてはまるのは，半月体形成，（　　）抗体陽性，抗基底膜抗体陽性，壊死性血管炎である．

❽ ネフローゼ症候群を起こすのは，アミロイド腎症，膜性増殖性腎炎，糖尿病性腎症，ループス腎炎，悪性（　　）腫である．

❾ ネフローゼ症候群の治療に良く使われるが糖尿病性腎症に禁忌なのは（　　）薬である．

❿ 腎機能の増悪因子は，（　　）尿，高血圧，肥満，喫煙である．

11-1 症例1　ネフローゼ症候群（微小変化型群）（レベル1）

1　患者　18歳，男性

【主訴】全身浮腫

【既往歴】とくになし

【現病歴】12歳時に蛋白尿を学校検尿で指摘されるも自覚症状がなかったので放置していた．2週間前より感冒様症状が出現したが発熱はなかった．喉が乾きやすく，飲水していたが，尿量が減少して尿も濃いように思われた．今朝起きると，顔面だけでなく下肢にも浮腫がみられた．体もだるく心配になりクリニックを受診した．

【現症】（バイタルサイン）血圧 110/78 mmHg，脈拍数 70 回/分，呼吸数 14 回/分，顔面浮腫（＋），心肺腹部に異常なし．下腿浮腫（＋），足背浮腫（＋），神経学的検査異常なし．

【検査所見】尿：蛋白 4.61 g/日，蛋白（3＋），糖（−），潜血（−），沈査に脂肪球．血算異常なし．

生化学：総蛋白 6.1，Alb 3.6，BUN 5.6，Cr 0.33，UA 4.2，Na 135，K 4.4，Cl 101，Ca 8.5，IP 3.3，肝機能正常．総コレステロール 394，TG 97，LDL-C256，補体正常，免疫グロブリン濃度正常．免疫複合体陰性．肝炎ウイルス陰性．

【腎生検】糸球体の基底膜，メサンギウム細胞，上皮細胞の異常所見なし．間質異常なし．蛍光抗体法でIgG，IgA，C3，C1q，フィブリノーゲンの沈着なし．

【臨床診断名】＃1．ネフローゼ症候群（微小変化型群）

2　Step by Step 症例解析

Step 1. ネフローゼ症候群の定義をみたすか？

Step 2. この患者のネフローゼ症候群組織型の疫学や臨床症状の特徴？

Step 3. ネフローゼ症候群で注意すべき合併症を3つあげなさい？

Step 4. 薬物治療のゴールは何か？

Step 5. 食事療法の注意点（塩分制限，蛋白制限，高カロリー），運動についてアドバイスしなさい．

Step 6. 腎生検を行わずにネフローゼ症候群の治療をスタートするのはどういう場合か？

Step 7. 薬物治療を具体的に提案しなさい．薬物名，投与量，投与方法，投与期間，中止方法？

Step 8. 治療効果のモニター項目は何か？

Step 9. 懸念される副作用とその対策は？早期発見のためのモニター項目や測定頻度？

Step 10. 治療が無効な場合や副作用が見られたときの代替薬物療法？

Step 11. 0.5～1.0 g のメチルプレドニゾロンを3日間続けて静注するパルス療法の適応はあるか？その目的？

Step 12. 予後不良の徴候は何か？

Step 13. 患者に提供されるべき情報（注意事項，効果の確認，副作用の発見と防止法）を述べなさい．

Step 14. ネフローゼ症候群以外に「全身浮腫の患者で考えられる疾患」を列挙しなさい．

3 コラム

　ネフローゼ症候群では低アルブミン血症による血漿膠質浸透圧低下により循環血漿水が間質に流出してしまい，全身性浮腫や血管内脱水（そのためレニン分泌が刺激される）が起こる．そのためアルドステロン分泌が増加して集合管でのナトリウム再吸収が亢進して浮腫が維持される．一方，尿細管障害が強いためにナトリウム再吸収障害があると浮腫は軽くなる．したがって，ネフローゼ症候群で浮腫が軽くても尿細管障害を伴った場合があるので注意が必要である．

4 まとめ

・蛋白尿（3＋）はネフローゼ症候群を疑う：小児期のネフローゼ症候群の85％が微小変化型ネフローゼ症候群（MCNS：minimal change nephrotic syndrome）であり，治療を腎生検なしで行う．
・初発時の第一選択薬は経口副腎ステロイド（80％が反応し，MCNSでは90％以上が寛解）である．
・MCNSは頻回再発を繰り返すが，寛解すれば腎機能正常化し，予後は良好である．
・再発は30〜40％，頻回再発は20〜40％：発症後3〜5年で多くがステロイド離脱（完全寛解）できる

11-2 症例2 ネフローゼ症候群（膜性腎症）（レベル2）

1 患者 65歳，女性

【主訴】感冒様症状，両下肢の浮腫
【現病歴】感冒様症状と両下肢の浮腫がみられたため近医を受診した．貧血の精査目的で行われた上部消化管内視鏡検査で胃体上部小彎にボールマン1型進行癌が発見されたため紹介入院となった．
【既往歴】34歳時，虫垂切除術と卵管結紮術
【家族歴】悪性腫瘍，高血圧，糖尿病，腎疾患なし
【入院時現症】血圧120/66 mmHg，脈拍数76回/分，体温36.6℃．心肺腹部に異常なし．下腹部正中に手術痕あり．両下肢に浮腫を認めた．神経学的に異常なし．
【入院時検査所見】WBC 4,100，RBC 363，Hb 10.9，Hct 32.2，Plt 24.5，TP 4.0，Alb 1.8，肝機能正常．T-cho 359，BUN 11.4，Cr 0.61，Na 143，K 4.1，Cl 108，CEA 2.0，CA19-9 39
尿：蛋白3.4 g/day，尿糖（−），潜血（−）．沈渣に異常を認めず．
【腎生検所見】ヘマトキシリン・エオジン（HE）染色で極軽度のメサンギウム基質の増加がある以外には特に異常なし．蛍光抗体法でIgG，C3の糸球体基底膜への顆粒状沈着がみられた．
【上部消化管造影と内視鏡所見】胃体上部小彎後壁に径2 cmのボールマン1型進行がんを認め，生検で分化型腺がんであった．
【腹部CT】他臓器への胃がんの浸潤や転移を示唆する所見なし．
【臨床診断名】＃1．ネフローゼ症候群（膜性腎症），＃2．胃がん

2　Step by Step 症例解析

Step 1. ネフローゼ症候群の基準をみたすか？組織型の特徴は何か？

Step 2. 悪性腫瘍とネフローゼ症候群との関連性はあるか？悪性腫瘍での腎病変は何が多いか？

Step 3. 胃がんの症状とステージ分類は何か？

Step 4. この患者の治療のゴールと方針は何か？

Step 5. 胃がん手術の合併症として懸念されるのは何か？

Step 6. 胃がんの転移で腫れやすいリンパ節はどこで，そこが腫れる理由は何か？

Step 7. 薬物療法の適応は？術前に行う検査や治療は何か？

Step 8. 術後に行う検査や治療は何か？

Step 9. 患者の予後はどうか？

Step 10. モニターするべき項目と頻度について述べなさい．

Step 11. 患者に提供されるべき情報（注意事項，効果の確認，副作用の発見と防止法）を述べなさい．

Step 12. がん以外で起きる2次性ネフローゼ症候群の原因は何か？

3　コラム

　ネフローゼ症候群を合併する悪性腫瘍としては上皮性の固形がんである場合が多く，流血中に出現する腫瘍関連抗原とそれに対する抗体が免疫複合体を形成し，糸球体基底膜に沈着するため発症することが多い．手術後の縫合不全や感染症などの術後合併症が起きやすくなるので，術前血清蛋白 6.0 g/dL 以上，血清アルブミン 3.0 g/dL 以上であることが望ましい．しかし，できるだけ早期に胃がん切除を行うことで転移を防ぐことも重要である（腎疾患の改善も期待できる）．

4　まとめ

- 膜性腎症では，糸球体基底膜のびまん性肥厚と基底膜上皮側への顆粒性 IgG 沈着を求める．
- 膜性腎症では，糸球体係蹄の障害が主体であり，血尿は少なく，主として蛋白尿を呈する．
- 膜性腎症の原因として，悪性腫瘍，HBV 腎症，梅毒，マラリア，SLE，薬剤（金，D-ペニシラミン），サルコイドーシスなどもある．特発性の中に自己抗体を認めるのもある．
- 膜性腎症の罹患率のピークは 40 歳代にあり，成人ネフローゼ症候群の約 30％を占める．2/3 はゆっくり進行し，1/3 は自然寛解する．

11-3 症例3 急速進行性糸球体腎炎（レベル3）

1 患者 67歳，女性

【主訴】呼吸困難．血痰
【既往歴】20歳：肺結核，55歳：2型糖尿病（インスリン治療中），58歳：血小板減少性紫斑病．
【家族歴】特記事項なし．生活歴：飲酒なし，喫煙なし
【現病歴】6年前に急性腎不全と多発性単神経炎で入院し，皮膚生検によって細動脈の血栓，MPO-ANCA陽性から顕微鏡的多発血管炎と診断され，ステロイドパルス療法，血漿交換の治療で寛解した．その後，MPO-ANCA陰性となりステロイド漸減して2年前に中止していた．血清クレアチニンは2 mg/dL台であったが，2か月前から3 mg/dL台に上昇して，顕微鏡的血尿も出現してきた．2週前より感冒様症状が出現し，1週前より38℃台の発熱が起き，前日に近医受診したところ，CRP上昇，腎不全悪化と，レントゲンで両肺に浸潤影を認め，緊急入院になった．血痰と呼吸困難が出現してきたため翌日当院へ転院となった．
【転院時現症】意識清明．血圧152/72 mmHg，脈拍数107回/分，体温37.4℃．呼吸数25回/分，SpO$_2$ = 93%（3 L/min鼻カニューレ）．眼結膜貧血．頸部リンパ腫大なし．右下肺にラ音．心音正常．下腹部，前腕，両下肢に皮下出血を認めた．神経学的に異常なし．
【転院時検査所見】尿：潜血（2＋），蛋白（2＋），糖（2＋），ケトン体（－）．動脈血液ガス（経鼻3 L/min） pH 7.32，PaO$_2$ 76，PaCO$_2$ 28，HCO$_3$ 14，BE-9
血液：WBC 7400，RBC 175，Hb 5.9，Hct 17.5，Plt 9.6，破砕赤血球（－），PT 108%，APTT 28s，フィブリノーゲン 620，Na 132，K 5.5，Cl 106 P 5 Ca 7.9，BUN 70，Cr 5.25，UA 5.4，TP 6.1，Alb 3.3，Tc 126，肝機能正常，Glu（空腹時）114，HBA1c 7.2%，CRP 13.13，IgA 44，IgG 687，IgM 90，フェリチン 220，ハプトグロビン 38，ANA（－），MPO-ANCA 23，PR3-ANCA（－），抗GBM抗体（－）
【胸部X線写真】右全肺野びまん性浸潤影．左下肺野に浸潤影．
【臨床診断名】＃1．急速進行性糸球体腎炎 ＃2．肺胞出血

2 Step by Step 症例解析

Step 1. 肺病変は何か？腎病変との関係はあるか？

Step 2. 血液ガスの結果を評価しなさい．

Step 3. 貧血の原因は何か？皮下出血の原因は何か？

Step 4. ネフローゼ症候群といえるか？

Step 5. 腎生検が行われなかったのはなぜか？もし行われていたらどういう病変がありうるか？

Step 6. これまでの薬物治療は適切であったか？

Step 7. 治療のゴールと方針？

Step 8. 具体的な治療法を提案しなさい．薬剤の名前，用量，投与方法，投与計画，投与期間は何か？

Step 9. 非薬物療法はあるか？無効な場合の他の薬物療法はあるか？

Step 10. 懸念される薬剤の副作用？治療のモニター項目と頻度？副作用の予防方法？

Step 11. 患者に提供されるべき情報（注意事項，効果の確認，副作用の発見と防止法）を述べなさい．

3 コラム

　ウェゲナー（Wegener）肉芽腫症は上気道・肺・全身の血管の壊死性肉芽腫性病変で，発症機序の多くに c-ANCA（PR3-ANCA）が関与する．一方，顕微鏡的多発血管炎（MPA）では肉芽腫形成がなく，p-ANCA（MPO-ANCA）陽性例が多い．これらに対して，グッドパスチャー（Goodpasture）症候群は自己抗体である抗基底膜抗体が糸球体基底膜と肺胞基底膜に反応して腎出血と肺出血を起こす．抗原はⅣ型コラーゲンの NC-domain で，蛍光抗体法で糸球体基底膜が抗 IgG 抗体で linear（線状）に染色され，腎機能は回復しないことが多い．

4 まとめ

急速進行性糸球体腎炎（rapidly progressive glomerulonephritis）：
・数週から数か月で急速に末期腎不全に陥る予後不良の疾患である．
・大部分は半月体形成性糸球体腎炎の組織像で，治療が遅れると（3 か月以上たつと）線維化して非可逆性になる．
・腎機能悪化が軽度な早期に発見し，速やかに治療を開始することが重要である．
・血漿交換療法，ステロイドパルス療法，シクロホスファミドで導入して，アザチオプリンで再発予防する．シクロホスファミドが使えない場合はリツキシマブを用いる．ANCA 陽性例では導入療法にシクロホスファミドのかわりにメトトレキサートを使い，維持療法にも用いる．しかし，日本では保険診療上，腎機能障害の合併患者ではメトトレキサートは禁忌になっているため治療法として選択することは難しい．

第12章 パーキンソン病

> **プレテスト** 1～10の各問について Y（Yes 正）・N（No 誤）で答えなさい．

❶ パーキンソン病では，黒質の神経細胞にレビー（Lewy）小体の出現をみる．（Y・N）

❷ パーキンソン病の臨床症状には固縮，運動時振戦，寡動，姿勢不安定がある．（Y・N）

❸ 薬剤性パーキンソン症候群を起こすのは，抗精神病薬，制吐薬，リチウムである．（Y・N）

❹ パーキンソン病では，黒質線条体でノルエピネフリンが不足しており，ドパミンを使う神経細胞の活動が相対的に高まっている．（Y・N）

❺ パーキンソン病での抗コリン薬投与は幻覚の症状を悪化させる．（Y・N）

❻ パーキンソン病には自律神経障害として下痢・排尿困難，起立性低血圧，発汗障害・体温調節障害，脂顔がある．（Y・N）

❼ パーキンソン病の精神症状には幻覚・神経質・不安，認知障害，睡眠障害がある．（Y・N）

❽ アマンタジンは腎不全では減量する．（Y・N）

❾ ウェアリング・オフ（wearing-off）現象（すり切れ現象）の抑制にはモノアミン酸化酵素阻害薬の併用が有用である．（Y・N）

❿ カテコール-O-メチルトランスフェラーゼ（catechol-O-methyltransferase；COMT）阻害薬のエンタカポンは中枢に作用する．（Y・N）

12-1 症例1　パーキンソン病（レベル1）

1　患者　65歳，女性

【主訴】歩行困難と手足のふるえ

【現病歴】4年前から安静時に左手の指先がふるえて細かい作業が困難になってきた．同じころから歩くのが遅くなり，話すときの声が小声で，メモを書くときに字が小さくなることも自覚するようになった．これらの症状は徐々に増悪する傾向にあった．最近左手だけでなく，右手と両足もじっとしているときにふるえるようになった．歩行開始が難しく，前のめりの姿勢となり，歩幅が小さく，前に転びやすくなってきた．

【既往歴・家族歴】特記すべきことはない．

【現症】意識は清明．身長 165 cm，体重 52 kg．体温 36.2℃．臥位で脈拍数 64 回/分（整）．血圧 120/80 mmHg．顔面の表情は乏しい．眼瞼結膜と眼球結膜に貧血や黄疸を認めない．心雑音はない．呼吸音は清である．腹部は平坦で，肝・脾を触知せず，圧痛を認めない．構音障害，頸部と四肢との筋緊張亢進および起立・歩行障害を認める．上下肢の腱反射正常．病的反射なし．

【検査所見】尿：蛋白（－），糖（－）

　　　　　　血液：RBC 410，Hb 13.0，Hct 39，WBC 6,500，Plt 25．

　　　　　　血清生化学：TP 6.9，Alb 4.8，BUN 9.2，Cr 0.9，肝機能正常．電解質正常．

【臨床診断名】＃1．パーキンソン病

2　Step by Step 症例解析

Step 1.　診断の根拠は（脳血管性，薬剤性，変性疾患の可能性はないか）？特徴的な所見は？ホーン・ヤール（Hoehn-Yahr）重症度？

Step 2.　治療方針は？治療のゴールは？薬物療法の適応はあるか？

Step 3.　非薬物療法はあるか？無効な場合の他の薬物療法はどうするか？

Step 4.　薬剤の名前，用量，投与方法，投与計画，投与期間？

Step 5.　懸念される薬剤の副作用は？治療のモニター項目と頻度は？副作用の予防方法？

Step 6.　患者に提供されるべき情報（注意事項，効果の確認，副作用の発見と防止法）を述べなさい．

Step 7.　モノアミン酸化酸素B阻害薬（セレギリン）の有用性は？懸念される副作用は？夕方以降の内服を避けるのはなぜか？

Step 8.　軽度の認知症が見られた場合に検討するべきことは？またその治療法？

Step 9.　この疾患と類似症状の副作用を起こすことがある薬剤は何か？

Step 10.　患者に病気と治療方針について説明しなさい．

3 コラム

　パーキンソン病では振戦や固縮は徐々に一側性で始まり，病期分類〔ホーン・ヤール（Hoehn-Yahr）分類〕で3度以上（姿勢反射障害・日常生活に介助不要）が特定疾患治療研究事業対象疾患になる．薬剤性パーキンソニズムは急速に発症するので両側性に振戦や固縮がみられることが多いのが特徴である．

4 まとめ

- 薬剤性パーキンソニズムは原因薬物の投与中止によって完治することのできる疾患なので見落とさないようにする．
- 70歳以下の非高齢者で認知症のない場合は，ドパミンアゴニストから開始し，不十分な場合はレボドパ・カルビドパ配合剤を追加する（運動症状の改善を優先する場合はレボドパ・カルビドパ配合剤から開始）．
- 高齢者または認知症のある場合は，初めからレボドパ・カルビドパ配合剤を使う．
- 発病から10年以上経過したパーキンソン病患者では約70％に認知障害がみられる（レビー（Lewy）小体型認知症と本質的に差はない）．
- 抗コリン薬は振戦に有効であるが，口渇/記憶低下，認知症を起こしうる（使用は2年まで）．

12-2 症例2 パーキンソン病(レベル2)

1 患者 78歳, 女性

【主訴】左腕の痛み・頚痛・腰痛

【現病歴】5年前に左手の緊張性の手のふるえが出現した. 4年前に左上肢の動きが悪くなり, 症状は徐々に悪化した. 近医を受診し, 筋固縮, 無動, 姿勢保持障害, 振戦が認められ, 頭部CTは異常なく, パーキンソン病と診断された. レボドパ・カルビドパ配合剤(メネシット®) 200 mg/日が開始され, 600 mg/日の維持量で3年間コントロールされていた. しかし, 昨年より歩行困難になってきたため750 mg/日まで増量したが, 下肢の動きがまだ悪く, また口をもぐもぐ動かす不随意運動が出現してきた.

【既往歴】30年前に頚椎・腰痛症

【家族歴】アルツハイマー病やパーキンソン病はいない

【生活歴】喫煙歴(−), 飲酒(−), 一人暮らし. 趣味は社交ダンス. 食事・排泄はほぼ自立している.

【職業歴】無職(元教諭:43年間)

【アレルギー歴】薬剤・食べ物共に特になし.

【副作用歴】特になし.

【持参薬】
 レボドパ・カルビドパ配合剤(メネシット®) 250 mg 1回1錠 1日3回 毎食前
 エチゾラム(デパス®) 0.5 mg 1回1錠 1日3回 毎食後
 酸化マグネシウム(マグミット®) 500 mg 1回1錠 1日1回 就寝前

【入院時身体所見】血圧137/84 mmHg, 脈拍数95回/分, 体温36.6℃, 身長151 cm, 体重40.0 kg(食欲不振により1か月前から3〜4 kg減), BMI 17.5, IBW 45.1 kg. 心肺腹部に異常を認めず.

【神経学的所見】筋固縮が首に高度. 左上肢に中等度, 下肢に軽度の安静時振戦がある. 後方突進あり, 側方突進が左にある. 無動, 動作緩慢, 瞬きが少ない. 歩行障害:歩行時の手の振りが欠如. 遅発性ジスキネジアあり(繰返し唇をすぼめる, 舌を左右に動かす, 口をもぐもぐさせる, 歯をくいしばる).

【入院時検査所見】肝機能正常, 腎機能 BUN 16, Cr 0.6, TP 7.1 TC 248, Hb 14.5

【臨床診断名】#1. パーキンソン病 #2. 薬剤性ジスキネジア

2　Step by Step 症例解析

Step 1. パーキンソン病のコントロール不良を示唆する身体所見を挙げなさい．

Step 2. パーキンソン病の重症度？ホーン・ヤール（Hoehn-Yahr）分類でのステージ？

Step 3. 食事療法は必要か？提案しなさい．

Step 4. 薬物療法は適切か？ジスキネジアに対する対策は何か？

Step 5. モノアミン酸化酸素 B 阻害薬（セレギリン）の有用性？

Step 6. ドパミン受容体刺激薬の有用性？懸念される副作用？突然中止すると危険な理由？

Step 7. レボドパ・カルビドパ配合剤の投与法？懸念される副作用？

Step 8. 体重減少，不安や不眠，便秘に対する薬物治療は何か？

Step 9. 治療法を提案しなさい（薬剤の名前，用量，投与方法，投与計画，投与期間）．

Step 10. 薬物治療の効果と副作用のモニターはどのように行うか？副作用の予防法？

Step 11. 患者に提供されるべき情報（注意事項，効果の確認，副作用の発見と防止法）を述べなさい．

3 コラム

　L-ドパ（L-dopa）の内服開始後3～5年でジスキネジア（抗パーキンソン病薬の服用で起こる不随意運動）が起こる．高齢者では口舌ジスキネジアで始まって四肢不随意運動へと進行する．6年後には受容体がすり減ってL-ドパが効きにくくなり，ウェアリング・オフ（wearing-off）現象（L-ドパの効果時間が短くなってくる）や，オン-オフ（on-off）現象（薬をのんだ時間に関係なく，症状がよくなったり悪くなったりする）が生じる．on-off現象ではonの時にはジスキネジア，offの時には無動になりやすい．
　MAO-B阻害薬（セレギリン）はドパミン分解阻害（中枢）によりL-ドパ分解の半減期が延長するのでwearing-offに併用される（セロトニン症候群に注意）．COMT（catecol-O-methyl transferase）阻害薬（エンタカポン）もドパミン分解阻害（末梢）作用によりL-ドパ分解の半減期を延長する．アデノシンA2a受容体拮抗薬（イストラデフィリン）もwearing-off現象を改善するがジスキネジアを生じる．なおノルアドレナリン作動薬（ドロキシドパ）はoffに関連しないすくみ足に効く．

4 まとめ

- L-ドパは吸収が悪いので，食前投与が好ましい．運動症状改善効果は高いが，持続が短く不安定（日内変動，長期変動）．
- L-ドパの長期服用によって運動合併症（ジスキネジア）を引き起こす（ドパミン受容体刺激薬は少ない）．
- 抗パーキンソン病薬の副作用として幻覚・妄想が起こることがある．急激な中止・減量で悪性症候群が起こることがある．
- ドパミン放出促進薬のアマンタジンは，当初A型インフルエンザの治療薬として開発され，使用されたが，ジスキネジアがあるときのコントロールに使われる（幻覚や催奇形性に注意）．

12-3 症例3　パーキンソン病（レベル3）

1　患者　73歳，女性

【主訴】呼吸困難，胸痛
【既往歴，家族歴】特記事項なし．
【現病歴】4年前より動作が緩慢となり，右手に振戦，歩行困難も出現してきた．2年前には日常生活に支障が出てきたため，レボドパ・カルビドパ配合剤（メネシット®）100 mg/日とカベルゴリン（カバサール®）1 mg/日より開始した．症状の改善が認められないため，徐々に増量された．昨年7月からはレボドパ・カルビドパ配合剤700 mg/日とカベルゴリン4 mg/日を内服していた．今年の4月に歩行時の息切れと，時々胸痛が出現するようになり，日常生活では一部介助が必要となった．これまで心雑音や下肢の浮腫やレントゲンで心肺の異常をいわれたことはない．
【身体所見】心尖部にLevine Ⅲ/Ⅵの収縮期雑音を聴取し，両下肢に浮腫．神経学的には，意識清明だが軽度の痴呆がみられ，仮面様顔貌，小声，四肢および頸部の歯車様筋固縮，右上下肢に安静時振戦，前傾姿勢，小刻み歩行，後方突進現象がみられた．
【検査所見】検尿：正常
WBC 8200, RBC 360, Hb 11.3, Ht 33.7, Plt 21, TP 6.4, Alb 3.5, ALT 26, AST 30, T.Bil 0.9, T.cho 126, TG 89, Na 132, K 3.5, Cl 106, Ca 9.4, P 1.8, BUN 22, Cr 0.9, UA 3.5, FBS 112, HbA1c 6.0%，トロポニンT正常，BNP 123（基準値0～20）
血液ガス　pH 7.46, PO_2 86, PCO_2 36, HCO_3 22（ルームエア）
【胸部X線写真】CTR 61.2%と心拡大．
【心エコー】僧帽弁閉鎖不全と三尖弁閉鎖不全．
【臨床診断名】＃1. パーキンソン病　＃2. 弁膜症　＃3. 心不全

2　Step by Step 症例解析

Step 1. この患者の臨床状の問題点をリストアップしなさい．

Step 2. パーキンソン病と診断してよいか？重症度？

Step 3. 患者に薬の副作用が起きているか？

Step 4. この患者の薬物治療のゴールは何か？

Step 5. 治療の開始時期や薬は適切か？

Step 6. 非薬物療法はあるか？

Step 7. L-ドパ（L-dopa）と D2 刺激薬を併用することの是非？

Step 8. 弁膜症が起きた原因は？治療薬は適切であったか？

Step 9. 心不全の治療法？

Step 10. カベルゴリンを変更するべきか？またどのように変えていくべきか？

Step 11. 軽度の認知症に対して検討するべきは何か？

Step 12. 今後の治療において留意するべき点は？モニターするべき項目や頻度を述べなさい．

Step 13. 患者に提供されるべき情報（注意事項，効果の確認，副作用の発見と防止法）を述べなさい．

3 コラム

　非麦角系ドパミンアゴニストは突発的睡眠（傾眠や過度の眠気のような前兆を認めない）によって自動車事故を起こすことがあるので，自動車の運転，機械の操作，高所作業等危険を伴う作業に従事しないよう患者に伝えておく必要がある．しかし，麦角系でよく見られる吐き気などの消化器症状が比較的少なく，心臓弁膜症を起こすこともないので，麦角系に比べると安全性は高いといえる．

4 まとめ

- 麦角系ドパミン D2 アゴニストは重篤な副作用（心臓弁膜症や間質性肺炎など）を起こすことがあるので現在では以前ほど使われない．
- 非麦角系ドパミンアゴニストは幻覚（高齢者に多い），強迫神経症，ギャンブル依存症，突発的睡眠，日中過眠を起こしやすい．
- ドパミンアゴニストは L-ドパに比べて効果は弱いが，神経保護作用や，持続効果がある（悪心・嘔吐・食欲不振の副作用も強い）．貼付剤のロチゴチンや，自己注射製剤のアポモルヒネもある．

参考文献
1) ドパミン補充療法を遅らせる：ELLDOPA trial, *N Engl J Med*. 2004；**351**（24）：2498.
2) モノアミン酸化酸素 B 阻害薬：セレギリンの有用性：ADAGIO スタディ，*Mov Disord* 2008；**23**（15）：2194-2201

第13章 不整脈（心房細動）

プレテスト 1〜10の各問についてY（Yes 正）・N（No 誤）で答えなさい．

❶ 心房細動は突然死のリスクが高い致死的不整脈である．（Y・N）

❷ 心房細動は突然死のリスクが高い致死的不整脈である．（Y・N）

❸ 心房細動のリズムコントロール治療とは，心房細動リズムを維持したまま症状をコントロールしていく治療法である．（Y・N）

❹ 現在市販されている経口抗凝固薬の薬理作用機序はすべて同じである．（Y・N）

❺ 新規経口抗凝固薬はINRを指標に至適投与量を決定する．（Y・N）

❻ 弁置換術後心房細動患者の心原性脳梗塞の予防にはワルファリンを用いる．（Y・N）

❼ 新規経口抗凝固薬はすべて1日1回投与で有効性が期待できる．（Y・N）

❽ $CHADS_2$スコアおよびHAS-BLEDスコアはともに心房細動患者の脳卒中発症リスクを評価するシステムである．（Y・N）

❾ アミオダロンを用いる場合，ワルファリンとの相互作用に注意が必要である．（Y・N）

❿ 経口のアミオダロンは負荷投与を行わなくても速やかに効果を発現する．（Y・N）

13-1 症例 1　非弁膜症性心房細動（レベル 1）

1　患者　60歳，男性

【主訴】動悸，呼吸困難感，めまい
【現病歴】数日前からめまいや動悸を感じており，昨日からは息が切れる感じもあった．同様の症状は先月も認めたが，すぐに回復したため医療機関は受診しなかった．今朝もめまいを感じていたが，立っていられないほどであったため，救急外来受診となる．
【既往歴】高血圧（10年前〜），心血管疾患の既往はない
【生活歴】喫煙習慣あり（10〜20本/日），日本酒を毎日3合ほど飲む
【アレルギー歴】なし
【薬歴】リシノプリル（ロンゲス®）20 mg　1回1錠　1日1回　朝食後
【身体所見】身長165 cm，体重72 kg，血圧105/68 mmHg，脈拍数180回/分（不整），呼吸数25回/分，湿性ラ音は聴取せず，視覚異常なし，その他特記すべき異常所見なし
【検査所見】血液：全血球計算値と肝機能，電解質，および腎機能検査値はすべて正常範囲内，甲状腺機能検査値とKL-6も基準値内
【心電図所見】心房細動リズム
【臨床診断名】＃1. 非弁膜症性心房細動，＃2. 高血圧

2 Step by Step 症例解析

Step 1. 心房細動とは何ですか？

Step 2. 心房細動心電図にはどんな特徴がありますか？

Step 3. この症例情報のうち心房細動を示唆する所見はどれですか？
1) 自覚症状（Subjective data）
2) 他覚症状（Objective data）

Step 4. この患者で望ましい治療のゴール？

Step 5. この患者の脳卒中発症リスク？
1) $CHADS_2$ スコアからの評価
2) $CHA_2DS_2\text{-}VASc$ スコアからの評価

Step 6. この患者はアミオダロンによるリズムコントロールを試みることとなった．アミオダロン塩酸塩をどのように使用しますか？
1) 投与計画
2) モニタリングパラメータ

Step 7. この患者に対する最適な抗凝固療法として何を提案しますか？
1) 薬剤選択とその理由
2) 用法・用量の設定とその理由

Step 8. 推奨した抗凝固療法の効果はどのようにモニタリングしますか？
1) モニタリングパラメータ
2) モニタリング頻度

Step 9. 推奨した抗凝固療法の副作用はどのようにモニタリングしますか？
1) モニタリングパラメータ
2) モニタリング頻度

Step 10. 推奨した薬物治療を行う場合，患者に情報提供すべき内容は何ですか？

3 コラム

典型的な心房細動心電図ではP波が消失し，細動波（f波）を基線のゆれとして認め，R波の間隔が不整である（絶対的不整脈）（図13-1）．このような心電図波形を認めたら，適切な抗凝固療法が行われているかどうかを確認できるようにしておこう．

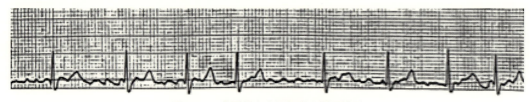

図13-1　典型的な心房細動心電図波形

4 まとめ

・心房細動自体は良性の不整脈だが，心原性脳塞栓症のリスクが高い．
・抗凝固療法による心原性脳塞栓症の予防が最も重要である．
・患者の病歴等から脳卒中発症リスクと出血リスクを評価して最適な抗凝固療法を提供する．
・長期予後の観点からはリズムコントロールとレートコントロールに有意な差はない．

13-2　症例2　心房細動（レベル1）

1　患者　36歳，女性

【主訴】動悸，息切れ
【現病歴】1年前に近医にて心雑音を指摘され，当院にて精査の結果，重度の僧帽弁狭窄症の診断にて弁置換術を施行．その後ワルファリン（ワーファリン®）の内服にて近医通院中．最近になって簡単な労作でも息が切れるようになり，動悸も認めるため精査目的にて当院受診となる．
【既往歴】僧帽弁置換術後（機械弁）
【生活歴】喫煙習慣なし，飲酒は機会飲酒程度，両親と同居，イベント等の誘導係
【薬歴】ワルファリン（ワーファリン®）1 mg　1回2錠　1日1回　夕食後
　　　　※残薬確認にて飲み忘れなし
【健康食品】グリーン・スムージーを自分で作って飲んでいる
【アレルギー歴】なし
【身体所見】身長163 cm，体重58 kg，血圧160/98 mmHg，脈拍数185回/分（不整），呼吸数18回/分，体温36.0℃，頸静脈怒張（軽度＋）
【検査所見】血液：全血球計算値，肝機能，電解質，および腎機能検査値は全て正常範囲内．
　　　　　　INR 1.52，NT-proBNP 150 pg/mL
【胸部X線写真】肺うっ血（わずかに＋），胸水（－），CTR 55％
【心電図所見】心房細動リズム
【臨床診断名】＃1. 心房細動，＃2. 高血圧，＃3. 僧帽弁置換術後

2　Step by Step 症例解析

Step 1. この症例情報のうち心房細動と関連する所見はどれですか？
　　1）自覚所見（Subjective data）
　　2）他覚所見（Objective data）

Step 2. この患者で望ましい治療のゴールは何ですか？

Step 3. この患者にダビガトランを用いるとどのような問題が生じると考えられますか？

Step 4. この患者で抗凝固療法を行った場合の出血リスク？
　　1）HAS-BLED スコアからの評価

Step 5. この患者に対するワルファリンの目標 INR はどの程度が適切ですか？

Step 6. ワルファリンの維持用量はどのようなスケジュールで決定していきますか？

Step 7. ワルファリンの副作用はどのようにモニタリングしますか？
　　1）モニタリングパラメータ
　　2）モニタリング頻度

Step 8. ワルファリン服用患者で注意しなければならない併用薬は何ですか？
　　1）抗凝固効果の増強
　　2）抗凝固効果の減弱

Step 9. この患者がワルファリンを服用していくにあたって何を情報提供すべきですか？

3 コラム

　新規経口抗凝固薬が次々と市販され，非弁膜症性心房細動患者に対してワルファリンと同等またはそれ以上の脳卒中予防効果が証明されている（RE-LY，ROCKET AF，ARISTOTLE，ENGAGE AF-TIMI 48）．新規経口抗凝固薬の大きな利点は，ワルファリンと比べて薬物相互作用が圧倒的に少ないこと，およびINRのモニターが必要ないことである．しかし，その一方で，出血イベントが起こった際の解毒薬が存在しない点や（ワルファリンの場合はビタミンKの投与で対応できる），腎障害患者では副作用リスクが高くなるなどの欠点も存在するため，ワルファリンと新規経口抗凝固薬はうまく使い分ける必要がある．

4 まとめ

・機械弁が導入されている心房細動患者の抗凝固療法にはワルファリンを用いる．
・心房細動患者の目標INRは1.6～2.6だが，僧帽弁置換術後の場合は2.0～3.0を目標とする．
・ワルファリン服用患者では医薬品のみならず健康食品との相互作用もあり得るため，有効で安全な薬物治療の推進ために相互作用リスクのある健康食品の使用は避けることが望ましい．

第14章 消化性潰瘍・逆流性食道炎

プレテスト 1〜10の各問について Y（Yes 正）・N（No 誤）で答えなさい．

❶ 胃潰瘍の平均好発年齢は十二指腸潰瘍よりも若い．（Y・N）

❷ 消化性潰瘍患者の30％で胃内にヘリコバクター・ピロリ菌が検出される．（Y・N）

❸ ヘリコバクター・ピロリ菌の除菌に成功すると，消化性潰瘍の再発率が著明に低下する．（Y・N）

❹ ヘリコバクター・ピロリ菌の慢性感染と胃がん発症には関連性がある．（Y・N）

❺ ヘリコバクター・ピロリ菌が発症に関係しない消化性潰瘍もある．（Y・N）

❻ 中枢神経障害に合併して発症する消化性潰瘍をクッシング潰瘍という．（Y・N）

❼ 胃粘膜で産生されるプロスタグランジンは血管拡張作用と胃粘液産生を維持して粘膜保護的作用を発揮する．（Y・N）

❽ 副腎皮質糖質ステロイドの投与は消化性潰瘍のリスクを低下させる．（Y・N）

❾ 逆流性食道炎には下部食道括約部圧の上昇が関係する．（Y・N）

❿ 上部消化管出血による吐血は鮮紅色ではなくコーヒー残渣様と称される黒褐色であることが多い．（Y・N）

14-1 症例1 十二指腸潰瘍（レベル1）

1 患者 28歳，男性

【主訴】空腹時の上腹部痛（みぞおちの付近）
【現病歴】生来健康であった．大学卒業後，出版社に就職した．週刊誌の編集部に勤務しており，毎週の締切前はいつも徹夜である．眠気覚ましに，コーヒーを1日10杯前後飲用する．また，良くないとは知りつつ，20歳から始めた喫煙も，締切前には1日40本程度吸っている．独身であり，食事も不規則で外食である．1週間ほど前から空腹時痛を感じるようになり，ここ数日悪化した．食事をとると痛みは軽快する．嘔気・嘔吐はない．便通は規則的で色の変化はないという．市販薬（ガスター10）を服用し，症状はやや改善するも消失しない．
【既往歴】特になし
【家族歴】父が60歳で胃がん手術．
【薬歴】OTCでガスター10を2日ほど服用，ペニシリン過敏（皮疹）
【身体所見】血圧120/70 mmHg，起立性低血圧陰性，脈拍数75回/分，呼吸数20回/分
　　　　　脳神経：正常，四肢腱反射：正常
　　　　　頭頸部：正常
　　　　　胸部：呼吸音正常，心音：正常
　　　　　腹部：心窩部（みぞおち）に圧痛（＋），反跳痛なし，腫瘤（－），腸音正常
　　　　　直腸指診：痔疾（－），腫瘤（－），便潜血反応（＋＋）
　　　　　四肢：正常
【臨床検査】Hb 11.5，MCV 90，WBC 9500，Plt 25
　　　　　ALT 25，AST 30，BUN 20，Cr 1.0
　　　　　尿素呼気試験（陽性），胃粘膜の生検組織で迅速ウレアーゼ試験（陽性）
【内視鏡検査】十二指腸前壁に急性潰瘍（A_1），露出血管（－），活動性出血（－）
【臨床診断名】＃1．十二指腸潰瘍（ヘリコバクター・ピロリ菌関連）

2　Step by Step 症例解析

●診断，病因，検査

Step 1. この患者の自覚症状で十二指腸潰瘍と関連するものはどれか？

Step 2. この患者の消化性潰瘍のリスク因子でヘリコバクター・ピロリ菌感染以外のものを挙げなさい．

Step 3. 便潜血反応が陽性であった意義は何か？

Step 4. ヘリコバクター・ピロリ菌感染症の診断に用いられる検査を列挙し，それぞれの意義について述べなさい．

Step 5. もしも，この患者の消化管出血量が多かったら，便の性状はどのようであったか？また，その理由を述べなさい．

●治療

Step 6. この患者に対する非薬物治療（生活習慣改善）で実施可能なものを列挙しなさい．

Step 7. 患者が使用したOTC薬について有効成分と用量について調べなさい．

Step 8. この患者のヘリコバクター・ピロリ菌除菌療法を立案しなさい．

3 コラム

　ヘリコバクター・ピロリ菌はヒトの胃内に生息するらせん菌である．文献的には19世紀からヒトの胃内にらせん菌が存在することは報告されていた．しかし，胃内は強酸性条件にあり，細菌が生息できない環境であることが医学の常識であったため，1983年にオーストラリアのウォレンとマーシャルらによる消化性潰瘍の発症にヘリコバクター・ピロリ菌感染が関係しているとの発見は驚きをもって迎えられた．特に，マーシャルはヘリコバクター・ピロリ菌の病原性を証明するために自らが細菌培養液を飲用し，出現した臨床症状で身をもってヘリコバクターと胃炎の因果関係を証明した勇敢な科学者であった．彼らの功績に対して2005年にノーベル賞が授与された．

4 まとめ

- 日本にはヘリコバクター・ピロリ菌感染者が5000万人程度存在すると推定されている．
- ヘリコバクター・ピロリ菌感染症は，消化性潰瘍だけでなく，血小板減少性紫斑病（ITP）や胃のMALTリンパ腫に関係することが示唆されている．
- ヘリコバクター・ピロリ菌の慢性感染が胃粘膜の萎縮と胃がん発症に関連することが示唆されている．

14-2 症例 2 NSAIDs（非ステロイド系抗炎症薬）誘発性胃潰瘍（レベル2）

1 患者　65歳，女性

【主訴】上腹部痛，黒色便

【現病歴】60歳ころから歩行時に両膝の痛みを感じるようになった．特に右足膝に症状が強く，悪化すると腫れも伴う．近隣の整形外科を受診し，膝関節のX線写真をとってもらったところ，膝関節の軟骨がすり減っている状態と診断された．体重の減量を指導されるとともに，痛み止めに鎮痛薬を処方された．痛みが悪化し腫れがひどくなると，膝関節を穿刺し，貯留した関節液を吸引除去してもらい，同時にヒアルロン酸の関節内注入を受けていた．先週から上腹部痛を感じるようになり，食欲も低下した．今朝，便通があったが，真っ黒な海苔の佃煮のような性状であったので驚いて外来を受診した．

【既往歴】特になし

【家族歴】夫70歳と2人暮らし，子供2人は独立し健在．3人兄弟の長女で，兄72歳は脳梗塞で死去

【嗜好品】喫煙30本/日，アルコール　晩酌ウイスキーをロックで3杯/日

【薬歴】
　　ロキソプロフェンナトリウム（ロキソニン®）60 mg　1回1錠　1日3回　毎食後
　　ゲファルナート（ゲファニール®）50 mg　1回1カプセル　1日3回　毎食後
（関節水腫が悪化の場合）
　　精製ヒアルロン酸ナトリウム（アルツ®）　25 mg　1回1アンプル　週1回　関節注

【身体所見】血圧120/70 mgHg［(起立性低血圧（+）］，脈拍数80回/分，呼吸数24回/分，
　　　　　身長160 cm，体重80 kg
　　　　　神経学的検査：正常
　　　　　眼瞼結膜，貧血（+）
　　　　　胸部：呼吸音正常，心音正常
　　　　　腹部：上腹部圧痛（+），腸音やや亢進
　　　　　直腸指診：直腸内異常なし，タール便（+）
　　　　　四肢：浮腫（−）

【臨床検査】Hb 8.6，WBC 6,500，Plt 25，CRP（−），ALT 20，AST 20，BUN 25，Cr 1.2，尿素呼気試験（−）

【内視鏡検査】緊急で実施し胃角小弯に活動性潰瘍（A2）

【臨床診断名】♯ 1．NSAIDs（nonsteroidal anti-inflammatory drugs）誘発性胃潰瘍

2 Step by Step 症例解析

●症状，臨床検査

Step 1. 自覚症状である黒色便（タール便）から消化器出血部位が上部消化管であることがわかる．その理由を述べなさい．

Step 2. 起立性低血圧とは何か説明しなさい．また，その臨床的意義についても説明しなさい．

Step 3. この患者における臨床検査の異常値を列挙しなさい．

Step 4. この患者における消化性潰瘍発症と膝関節症に対する薬物治療との関係を考察しなさい．

Step 5. この患者の膝関節痛に対する鎮痛薬をロキソプロフェンから変更するとすれば，どのような薬物が候補となるか？その理由とともに答えなさい．

Step 6. この患者の消化性潰瘍治療薬として処方すべき薬物の候補をいくつか挙げ，選択した理由とともに治療計画を立てなさい．
　1）粘膜保護剤として適切なものはあるか．
　2）防御因子を補充または増強する目的で使用可能な薬物があれば挙げなさい．
　3）酸分泌抑制薬として選択すべき薬物を選び，用法・用量の投与計画を立てなさい．

Step 7. この患者にすすめられる非薬物治療について考察しなさい．

Step 8. この患者について外来薬物治療で可能なモニタリング計画を立てなさい．

3 コラム

　NSAIDsによる標準的な鎮痛治療と関節内ステロイド薬注入でも十分に管理できない変形性膝関節症の疼痛治療にはヒアルロン酸の関節内注入が用いられることがある．長時間作用性の麻薬よりも副作用は軽く，いくつかのメタ解析研究で統計的に有意な鎮痛効果が確認されている．ただし，効果はそれほど強くなく，関節内注入は感染症のリスクも伴うため適応は慎重とすべきである．

4 まとめ

- COXを阻害しないアセトアミノフェンも他の多くのNSAIDsとほぼ同等の鎮痛効果がある．
- 抗炎症効果はシクロオキシゲネース（COX）阻害作用のあるNSAIDsがアセトアミノフェンに勝る．
- COX阻害作用のある薬物は胃粘膜でのプロスタグランジンE_2合成を阻害し，胃粘液・アルカリ分泌などの粘膜防御因子を抑制するため消化性潰瘍リスクを増加させる．
- COX2選択的な阻害薬であるセレコキシブは上部消化管粘膜障害リスクが従来のNSAIDsより少ない．

14-3 症例3 逆流性食道炎（レベル1）

1 患者 50歳，男性

【主訴】胸焼け

【現病歴】45歳ころから運動不足がちとなり，仕事上の外食頻度増加などで体重が増加した．最近，食後に胸焼けを感じるようになり，時に心窩部痛も生じる．食欲に変化はなく，体重減少もない．帰宅が遅く，夕食を食べて時間を空けずに就寝すると胸焼け症状が強いという．

【既往歴】特になし

【家族歴】妻48歳，子供2人同居．

【嗜好品】喫煙40本/日，アルコール　ウイスキーをロックで4杯/日，コーヒー4杯/日

【薬歴】特になし

【身体所見】血圧160/95 mmHg，脈拍数72回/分，呼吸数20回/分，身長170 cm，体重90 kg
　　　　　神経学的検査：正常
　　　　　眼瞼結膜，貧血（−）
　　　　　胸部：呼吸音正常，心音正常
　　　　　腹部：上腹部圧痛（−），腫瘤なし
　　　　　直腸指診：異常なし，便潜血反応（−）
　　　　　四肢：浮腫（−）

【臨床検査】Hb 15.0，WBC 6,000，Plt 30，CRP（−），ALT 22，AST 24，BUN 20，Cr 1.0，尿素呼気試験（−）

【臨床診断名】＃1．逆流性食道炎の疑い（後日，内視鏡検査で食道下端粘膜にびらんと発赤が認められた）．潰瘍（−）

2 Step by Step 症例解析

●胸焼け症状の機序

Step 1. この患者で下部食道括約筋（LES）圧を低下させる因子を列挙しなさい．

Step 2. もし，この患者で嚥下痛，体重減少などの症状が出現した場合には，他にどのような疾患を鑑別する必要があるかを答えなさい．

Step 3. この患者では未治療の高血圧症が検出された．降圧薬の選択でLES圧を低下させる薬物があるか調べなさい．また，影響しない薬物を選択するとすれば，どのような薬物が該当するか列挙しなさい．

Step 4. この患者の非薬物治療について考察しなさい．患者に推奨できる生活習慣の改善は何か述べなさい．

●薬物治療

Step 5. ガイドラインを参考にして標準的な薬物治療をPPIおよびヒスタミンH_2受容体遮断薬について立案しなさい．

Step 6. PPIまたはヒスタミンH_2受容体遮断薬による酸分泌抑制治療の期間について調べなさい．

Step 7. もし，この患者で逆流性食道炎の粘膜刺激症状が強いために粘膜保護薬を追加するとすれば，どのような薬物が推奨されるか考察しなさい．

3　コラム

　標準的なPPI（proton pump inhibitor，プロトンポンプ阻害薬）治療を受けても症状が完全に消失しない逆流性食道炎患者も10～40％前後存在するとされる．種々の原因が考えられるが，薬物治療へのアドヒアランスが悪い場合，逆流に胃酸だけでなく胆汁が関与している場合，PPIの薬物代謝酵素であるCYP2C19の活性が高くPPIの効果が十分に発揮されない場合，ゾリンジャー・エリソン症候群などのように高ガストリン血症のためPPIの効果が不十分な場合などが想定される．治療効果が不十分な場合には，内視鏡検査による病変治癒を確認し，治癒が遅延している場合には上記の要因を1つずつ確認する必要がある．

4　まとめ

- 逆流性食道炎のリスク因子には，肥満，下部食道括約筋（LES：lower esophageal sphincter）圧を下げる薬物（カルシウム拮抗薬，亜硝酸薬，カフェイン，テオフィリンなど）が関係する可能性があるので併用薬に注意しよう．
- 逆流性食道炎の治療はPPIあるいはヒスタミンH_2受容体遮断薬のいずれも有効であるが，PPIの方が強力な酸分泌抑制作用があるため標準薬となっている．
- 逆流性食道炎の治癒は消化性潰瘍よりも長く8週間を要する．
- 食道炎に潰瘍形成を伴う患者では，粘膜保護薬を併用することも考慮する．

第15章 悪性腫瘍

15-1 症例1 乳がん（レベル1）

プレテスト 乳がんに関する1～10の各問についてY（Yes 正）・N（No 誤）で答えなさい．

❶ 乳がんは日本人女性の悪性腫瘍罹患数で第1位である．（Y・N）

❷ 乳がんは日本人女性の悪性腫瘍死亡数で第1位である．（Y・N）

❸ 乳がんの発症ピークは60～70歳代である．（Y・N）

❹ ヒトでは乳がんの5％前後に *BRCA1/BRCA2* などの遺伝子変異が関連する．（Y・N）

❺ 乳がんの外科手術は乳房温存療法が標準的術式となっている．（Y・N）

❻ 乳がんの術後化学療法は閉経の有無，ホルモン受容体の有無，Her2発現の有無などを参考にして選択される．（Y・N）

❼ 乳がんの術後ホルモン療法には男性ホルモンが標準的治療である．（Y・N）

❽ 術後の再発予防目的で放射線療法を行うことはない．（Y・N）

❾ 進行乳がんの骨転移にはビスホスホネート薬を使用することがある．（Y・N）

❿ 乳がんの再発リスクは治療開始5年以後にはほとんどないので，フォローアップは5年間が原則である．（Y・N）

1　患者　35歳，女性

【主訴】右乳房の無痛性腫瘤
【現病歴】生来健康であった．約1週間前に入浴の際に，右乳房上外側部に直径2 cm前後のしこりを自分で発見した．しこりに圧痛はなく，可動性がある．乳がんが心配になり受診した．初潮は12歳．初回妊娠は25歳．
【既往歴】特になし
【家族歴】夫40歳と3子（長男，2女）と同居している．2人姉妹．姉が乳がんで手術．
【薬歴】特になし，ピル使用歴（-）
【生活歴】出版社勤務
【身体所見】血圧122/72 mmHg，脈拍数70回/分，呼吸数20回/分，体重56 kg，身長165 cm
　　　　　頭頸部：異常なし
　　　　　胸部：呼吸音正常
　　　　　心音：正常
　　　　　右乳房上外側に2.5 cmのやや堅い腫瘤，表面の凹凸あり，皮膚と下部組織との可動性あり，腫瘤上部の皮膚に陥凹（-）．乳首から異常分泌なし．左乳房異常なし．左右の腋窩リンパ節・鎖骨上窩リンパ節は触診上異常なし
　　　　　腹部：特に異常なし，四肢：正常
【臨床検査】Hb 14.0，MCV 94，WBC 6,500，Plt 25，ESR 10，ALT 16，AST 20，BUN 16，Cr 1.0
【画像診断】超音波検査にて腫瘤は不整形で内部エコーは反射強度低く不均一，長径2.5 cm，マンモグラフィーで腫瘤部に不均一・びまん性の石灰化像（+），左乳房には異常所見なし
【病理診断】後日，穿刺吸引細胞診が実施され，ClassVの診断であった
【臨床診断名】#1. 右乳房の乳がん（術前診断ステージⅡA，$T_2N_0M_0$）
【治療】術中組織診断で，ER陽性，PR陽性，HER2陰性（病型分類 Lumina A），センチネルリンパ節陰性，Ki-67陽性細胞10%（低発現）
　　　以上の情報に基づき乳房温存術を実施し，その後下記の術後ホルモン療法が選択された
【薬物治療】
　　リュープロレリン（リュープリン®SR）　11.25 mg　1回1キット　12週に1回　皮下注　5年間
　　タモキシフェン（ノルバデックス®）　20 mg　1回1錠　1日1回　朝食後　5年間

2　Step by Step 症例解析

Step 1. この患者において乳がんに特徴的な所見を説明しなさい．
　　1）腫瘍自体の所見
　　2）画像検査所見

Step 2. この患者の乳がんの病期分類および病型分類について説明しなさい．
　　1）乳がんのTMN分類について調べなさい．この患者の病期を検討しなさい．
　　2）センチネルリンパ節生検の意義はなにかを説明しなさい．
　　3）ER，PR，HER 2 遺伝子発現により決定される病型について説明しなさい．

Step 3. 乳がんの外科治療について，乳房温存術の拡大切除術に対する利点について説明しなさい．

Step 4. 術後の内分泌療法について説明しなさい．
　　1）この患者で選択された閉経前患者における薬物選択について経過観察中に注意するべき副作用（注射部位硬結，ホットフラッシュ，脂質異常症，不正性器出血，血栓症，骨粗しょう症）について説明しなさい．
　　2）閉経後の患者における選択薬物であるアロマターゼ阻害薬について説明しなさい．

Step 5. この患者で化学療法が追加されるとすればどのような薬物が推奨されるか説明しなさい．

Step 6. もし，この患者でHER 2 が強発現であった場合に，トラスツズマブ（ハーセプチン®）が用いられる．その副作用について説明しなさい．

3　コラム

　乳がんの治療については膨大な臨床研究とがんの治療応答性に関係する分子生物学および遺伝子研究がなされ，その成果が治療の方向性を決定する上で重要な意義をもつに至っている．薬剤師にとっても ER および PR，HER 2，増殖因子 Ki-67 の評価方法について基本的な知識を持つことは重要である．特に HER 2 遺伝子の発見と乳がん細胞の悪性度との関連の発見と，この分子に対する分子標的薬（モノクローナル抗体）の驚くべき効果は，以後の悪性腫瘍治療に対して多くの分子標的薬が登場するきっかけとなった．

4　まとめ

・乳がん治療の選択は解剖学的な病期分類と細胞生物学的な病型分類の情報が重要である．
・ER および PR の発現は内分泌療法への感受性を決定する．
・術後の内分泌療法の選択は閉経前後で異なる．
・HER 2 遺伝子の強発現は乳がん細胞の悪性度を増加させるが，トラスツズマブに対する応答性を増加させる．

15-2 症例2　大腸がん（レベル1）

プレテスト　大腸がんに関する1〜11の各問についてY（Yes 正）・N（No 誤）で答えなさい．

❶ 大腸がんは日本の部位別がん死亡数で男女ともに上位3位に入る．（Y・N）

❷ 好発年齢は30〜40歳である．（Y・N）

❸ S状結腸または直腸部の大腸がん患者は進行すると便通異常を訴えることが多い．（Y・N）

❹ 大腸がんでの血便の色は直腸や左側結腸では赤色便であるが，右側結腸では黒色便となることが多い．（Y・N）

❺ 大腸がんの遠隔転移は肝臓よりも肺に多い．（Y・N）

❻ 大腸ポリープは良性でがん化することはない．（Y・N）

❼ 大腸がんの腫瘍マーカーは早期診断に有効である．（Y・N）

❽ 最近，進行度が低い大腸がんでは内視鏡的切除術の適応が増えている．（Y・N）

❾ 下部進行直腸がんでは再発予防として放射線療法が行われることがある．（Y・N）

❿ 抗がん剤により特有の末梢神経障害が生じることがある．（Y・N）

⓫ ヒトVEGF（血管内皮増殖因子）阻害薬であるベバシズマブは，早期大腸がんにも保険適応が認められている．（Y・N）

1 患者 65歳，女性

【主訴】便に血液が混じる

【現病歴】3か月ほど前から便秘がちになった．便柱が細くなったように感じ，表面に赤い血液が付着していることもある．食欲，体重に変化はない．今年の健康診断の便潜血検査でも潜血陽性であり精密検査を受けるように通知を受けたので受診した．

【既往歴】特になし．

【家族歴】夫68歳と2人暮らし，子供2人（40歳男子，35歳女子）はいずれも独立．

【嗜好品】喫煙（−），アルコール（−）

【生活歴】主婦

【薬歴】とくになし

【身体所見】血圧110/72 mmHg，脈拍数68回/分，呼吸数20回/分，身長160 cm，体重56 kg
神経学的検査：正常
眼瞼結膜，貧血（＋），球結膜黄疸（−）
胸部：呼吸音正常，心音正常
腹部：肝臓腫大（−），腹水（−），腸音やや亢進，直腸指診で堅い腫瘤を直腸前壁に触知する，潜血反応（＋＋）
四肢：浮腫（−）

【臨床検査】血液検査：Hb 9.6，WBC 5,500，Plt 28，CRP（−），ESR 22，ALT 16，AST 22，BUN 20，Cr 1.0，CEA 8，CA19-9 50
尿検査：正常

【画像検査】大腸内視鏡検査で肛門から8 cmの直腸前壁に長径3 cmの表面不整，易出血性隆起性病変を認めた．中央は陥凹し潰瘍を形成している．生検組織は高分化型腺がんであった．肝臓超音波検査でSOLなし，胸腹部CT検査で肺・肝臓に転移病変をみとめない．腹部・骨盤内リンパ節に少数の転移を疑う腫大を認めた．

【臨床診断名】＃1．大腸（直腸）がん

【治療】根治的直腸切除術＋術後化学療法
その後，完治的な手術が施行され，術後に最終的な病期はステージⅢAと確定した．
術後化学療法としてFOLFOX療法が選択された．

2 Step by Step 症例解析

Step 1. この患者が大腸（直腸）がんと診断された根拠を説明しなさい．
1) 自覚症状
2) 検査所見
3) 画像診断

Step 2. 大腸がんのリスク因子について説明しなさい．

Step 3. この患者の治療方針について病期分類に基づいて説明しなさい．

Step 4. 大腸がんの代表的な腫瘍マーカーである CEA と CA19-9 の臨床的利用価値について説明しなさい．

Step 5. 選択された術後化学療法について答えなさい．
1) FOLFOX 療法に使用される抗がん剤は何か？
2) 各薬物の投与量を調べなさい．
3) 各薬物の投与スケジュールを図示して説明しなさい．

Step 6. FOLFOX 療法による副作用について説明しなさい．
1) 代表的な副作用について薬物ごとに説明しなさい．
2) どの副作用がどの薬物と関連するかを調べなさい．
3) 代表的な副作用とその好発時期について説明しなさい．
4) 代表的な副作用について，対処法がある場合には説明しなさい．

3　コラム

　大腸（結腸）がんの早期発見には便潜血反応による検診スクリーニングが有効で，欧米の無作為化臨床試験で死亡率を低下させることが報告されている．日本人の大腸がん発症率は食事の欧米化に伴い増加しているとされる．大腸ポリープを母地として発症するがんが多いため，便潜血反応が陽性であれば大腸内視鏡などによる大腸ポリープの検出と組織検査が重要である．最近欧米ではCTによる大腸ポリープスのクリーニングの有効性が報告されており将来の大腸がんスクリーニングの主体となる可能性もある．大腸がんの病期はがんの粘膜下への浸潤度による．国際的なTNM分類では，がんが粘膜層に留まる場合はTisでリンパ節転移の可能性は低いので大腸内視鏡による病変切除が適応となる．粘膜筋板を超えて粘膜下層に到達するとT1に，固有筋層に到達するとT2，漿膜下層または漿膜面に達するものはT3，隣接臓器に浸潤する場合はT4である．所属リンパ節を超える転移または遠隔臓器（肝臓など）への転移があればM1となる．TNMステージの状態に応じた病期の分類がガイドラインで提供されているので参考にされたい．

4　まとめ

・便通異常を訴える患者の中には大腸がん患者が存在する．スクリーニング検査には便潜血反応の検査が重要である．
・直腸からS状結腸では便は固体となっているので，この部位のがんは便通異常やイレウスを生じやすい．
・血便の色は大腸がんの解剖的位置により異なることがある．
・大腸がんの治療決定にはTNM分類に基づく病期分類が重要である．
・術後化学療法に使用する抗がん剤には薬物により特徴的な副作用があるので注意しよう．

15-3 症例3 前立腺がん（レベル1）

プレテスト　前立腺がんに関する1〜9の各問についてY（Yes 正）・N（No 誤）で答えなさい．

❶ 日本の2010年の統計では前立腺がんは男性の部位別がん発症で肺がん，胃がん，大腸がんに次いで第4位である．（Y・N）

❷ 前立腺がんは男性ホルモン依存性の増殖を示す．（Y・N）

❸ 前立腺がんの好発年齢は70歳代である．（Y・N）

❹ PSA（prostate-specific antigen，前立腺特異抗原）は前立腺がんの腫瘍マーカーである．（Y・N）

❺ 前立腺がんのリスク因子には人種，家族歴がある．（Y・N）

❻ 前立腺がんは年齢に伴い発症が増加し，剖検データなどによれば50歳以上の男性の20％に非浸潤性の前立腺がんが発見される．（Y・N）

❼ 前立腺がんには発育速度の遅いものもあるので，高齢者の前立腺がんでは必ずしも直接死亡に影響しない．（Y・N）

❽ 前立腺がんの診断には直腸指診が有効である．（Y・N）

❾ 前立腺がんに対するホルモン療法は無効である．（Y・N）

1　患者　75歳，男性

【主訴】尿が出にくくなった
【現病歴】生来健康であった．70歳頃から排尿に時間がかかるようになり，前立腺肥大の診断で近医で薬物治療を受けていた［ナフトピジル（フリバス®）］．最近，時々血尿がでるのに気づいた．食欲，体重に変化はない．近隣の泌尿器クリニックを受診し，PSAの検査を受け高値であったことから，前立腺がんを疑い，精密検査のために来院した．
【既往歴】とくになし．
【家族歴】妻は2年前に死別．子供2人（50歳男子，45歳女子）．
【嗜好品】喫煙　1日20本，50年，アルコール　ビール1本晩酌程度
【生活歴】公務員退職後に地域のボランティア活動をしている．
【薬歴】不眠のためトリアゾラム（ハルシオン®）　0.25 mg　1回1錠を週2〜3回服用　不眠時
【身体所見】血圧 140/88 mmHg，脈拍数 80回/分，呼吸数 22回/分，身長 170 cm，体重 65 kg
　　　　　神経学的検査：正常
　　　　　眼瞼結膜　貧血（−），球結膜黄疸（−），胸部：呼吸音正常，心音正常，腹部：異常なし，四肢：異常なし，直腸指診で腫大した前立腺を触知する．
【臨床検査】血液検査：Hb 14.0，WBC 4,500，Plt 30，ESR 10，Alb 4.0，ALT 25，AST 30，Glu（空腹時）96，Ca 8.5，BUN 20，Cr 1.0，PSA 20
　　　　　尿検査：潜血反応（＋）
【画像検査】経直腸的超音波検査で，腫大した前立腺と内部に低エコー領域を認める．エコーガイド下で針生検を行い，前立腺内に限局した前立腺がんと診断された．
【臨床診断名】＃1．前立腺がん（$T_2N_0M_0$）
【治療】根治的手術 + 放射線外照射

2 Step by Step 症例解析

Step 1. この患者において前立腺がんに合致する症状と検査値について説明しなさい．
 1）自覚症状
 2）身体所見
 3）検査所見
 4）画像診断

Step 2. 前立腺がんに合併または先行する前立腺肥大症の臨床症状を説明しなさい．

Step 3. 仮にこの患者に転移病変があった場合に選択となるホルモン療法について述べなさい．
 1）LH-RH アゴニストによる薬物去勢療法で使用される薬物について剤形，用法・用量を説明しなさい．
 2）抗男性ホルモン療法に特徴的な副作用を説明しなさい．

Step 4. 高齢者で期待される余命が短い場合には前立腺がんと診断されても直ちに治療を開始せず，無治療で PSA 値を経過観察する「待機療法」がある．これについて説明しなさい．

Step 5. 進行前立腺がんに対する化学療法について説明しなさい．

Step 6. 前立腺がんの骨転移に対する薬物療法についてビスホスホネートとデノスマブが適応となることがある．これらの薬物について使用法を説明しなさい．

3 コラム

　PSA（prostate-specific antigen，前立腺特異抗原）検査が前立腺がんのマーカーとして普及し，早期がんの発見が増加しているのと同時に過剰診断の弊害も指摘されている．前立腺がんの進行は比較的おそいため組織型から悪性度が低いものは長期に前立腺内に限局し，患者の余命に直接影響しないものも多く，潜在がん，ラテントがんといわれる．最近，欧米の大規模前向き臨床試験で PSA 検診は現時点で対象者の死亡率低下効果に対する効果が証明されないという結果を報告した．今後，PSA 検診の効果と限界についてさらなる議論が行われると考えられる．

4 まとめ

・前立腺がんは高齢男性に多いがんである．
・前立腺内に存在するが，生命予後に影響しない潜在がんも多い．
・成長は男性ホルモン依存性でありホルモン療法が有効である．
・PSA は診断に有効な腫瘍マーカーである．

第16章 薬物有害反応

プレテスト 1～10の各問についてY（Yes 正）・N（No 誤）で答えなさい．

❶ 薬物有害反応は医薬品の過量投与によって生じる有害反応のことである．（Y・N）

❷ 承認用量の下限であっても患者によっては過量投与となることがある．（Y・N）

❸ 薬物有害反応を認めた患者では当該医薬品の再投与は行えない．（Y・N）

❹ 医薬品相互作用には薬物動態学的相互作用と薬力学的相互作用がある．（Y・N）

❺ 薬物有害反応が生じた場合には速やかに当該医薬品を中止しなければならない．（Y・N）

❻ 患者は薬物有害反応の初期症状について熟知しておくことが望ましい．（Y・N）

❼ ジゴキシンなどの治療薬物モニタリング（TDM）対象医薬品は，適切な血中濃度評価によって薬物有害反応発現のリスクを低減することができる．（Y・N）

❽ 飲食物や健康食品などが薬物有害反応発現リスクを高める場合もある．（Y・N）

❾ 外用薬で薬物有害反応が現れるのは非常に希である．（Y・N）

❿ 吸入薬や点眼薬などでは全身性の薬物有害反応は生じない．（Y・N）

16-1 症例1　薬物誘発性皮膚障害（レベル1）

1　患者　35歳，女性

【主訴】痒みと痛みを伴う全身の発疹，倦怠感

【現病歴】1週間前に近医にて尿路感染症と診断され，抗菌薬を服用中．2日前から両手足に発疹が出現し，市販の痒み止め（ムヒ®S）を使用するも効果なく，発熱も続いているため，来院となった．

【既往歴】尿路感染症（1週間前），全般てんかん（15年前に発症，治療により10年近く発作は起きていない）

【生活歴】専業主婦，喫煙習慣なし，機会飲酒

【アレルギー歴】なし

【薬歴】バルプロ酸徐放錠（デパケン®R）200 mg　1回1錠　1日2回　朝夕食後
　　　　レボフロキサシン（クラビット®）500 mg　1回1錠　1日3回　毎食後

【身体所見】身長156 cm，体重49 kg，体温38.4℃，血圧120/85 mmHg，脈拍数82回/分（整），呼吸数17回/分，直径2 mm大の隆起した発赤を大腿中部から足にかけて認める（両側），下肢疼痛（＋），その他異常所見なし

【血液検査所見】Hgb 13.5，Hct 43，Plt 35，WBC 5,800，Neut 65，TP 8.0，AST 18，ALT 20，LDH 130，BUN 12，Cr 0.71，Na 140，K 4.2，ESR 25，RF（−），抗核抗体（−），HbsAg（−），抗HbsAg（−），抗HCV（−），抗ストレプトリジンO価（−）

【臨床診断名】＃1．薬疹疑い

2　Step by Step 症例解析

Step 1. 紅斑性発疹（erythematous rash），薬剤誘発性過敏症症候群（DIHS：drug-induced hypersensitivity syndrome/DRESS：drug rash with eosinophilia and systemic symptoms），スティーブンス・ジョンソン症候群/中毒性表皮壊死症（SJS：Stevens-Johnson syndrome/TEN：toxic epidermal necrolysis）の違いについて調べなさい．

Step 2. この患者の問題リストを挙げ，それぞれの治療のゴールを立てなさい．

Step 3. この患者の皮膚障害は医薬品によるものと考えられますか？もしそうなら被疑薬はどれですか？理由とともに述べなさい．

Step 4. この患者の皮膚障害に対する具体的な治療計画を立案しなさい．

Step 5. 治療の効果はどのようにモニターしますか？

3　コラム

　ある有害事象が発現した際に，使用されている医薬品との因果関係を考察するための評価ツールとして"Naranjo Adverse Drug Reaction Probability Scale"というものがある．具体的な評価方法については原著論文＜Naranjo, C., *et al. Clin Pharmacol Ther.* 1981；30：239-45.＞を参照されたいが，「過去に同様の有害事象の報告があるか？」など全部で10個の質問に対する回答を点数化し，その合計点に応じて，"Definite（因果関係あり）"，"Probable（おそらく因果関係あり）"，"Possible（因果関係もあり得る）"，"Doubtful（因果関係は否定的）"に分類して評価する．

4　まとめ

・薬物誘発性の皮膚障害は様々な医薬品で起こり得る．
・皮膚障害の発現に現在使用している医薬品が関与しているか否かについて，皮膚障害の発現様式や臨床所見の特徴，患者の病歴・薬歴，皮膚障害に関する副作用報告などを基に注意深く評価する．
・因果関係を証明できる例は決して多くないが，因果関係の程度（definite, probable, possible, doubtful）を判断することは有意義である．

16-2 症例2　薬物相互作用（レベル2）

1　患者　57歳，男性

【主訴】動悸時の息苦しさ
【現病歴】10年前から高血圧で近医受診中．昨年，発作性心房細動と診断され，降圧薬がジルチアゼム徐放剤（ヘルベッサー®R）に変更となり，同時にワルファリン（ワーファリン®）療法が開始となった．その後，動悸を感じる頻度は減少していたが，最近になってまた頻度が高くなってきており，発作時には息苦しさも感じるため仕事に支障を来すこともある．今回，アミオダロン（アンカロン®）を導入する目的で来院となった．
【既往歴】高血圧，発作性心房細動
【生活歴】会社員（営業），喫煙習慣あり，機会飲酒
【アレルギー歴】なし
【薬歴】ジルチアゼム徐放剤（ヘルベッサー®R）100 mg　1回1カプセル　1日1回　朝食後
　　　　ワルファリン（ワーファリン®）1 mg　1回3錠　1日1回　朝食後
【身体所見】身長178 cm，体重70 kg，血圧146/80 mmHg，脈拍数86回/分（整），視力障害なし，心音正常，呼吸音正常
【血液検査所見】TP 8.0，AST 22，ALT 23，LDH 240，γ-GTP 50，BUN 22，Cr 0.85，K 4.2，INR-PT 2.0，TSH 1.0，FT_3 3.0，FT_4 1.2
【心電図所見】正常洞調律
【臨床診断名】＃1．発作性心房細動，＃2．高血圧

2　Step by Step 症例解析

Step 1. アミオダロン投与によって期待される効果は何ですか？

Step 2. アミオダロンの代表的な副作用には何がありますか？ 4つ以上挙げなさい．

Step 3. アミオダロンの血中消失半減期はどのくらいの長さですか？

Step 4. アミオダロンの具体的な導入計画を立案しなさい．

Step 5. アミオダロン，ジルチアゼム，ワルファリンの3薬物間に薬物相互作用は存在しますか？ある場合には，その機序，予想される有害事象，モニタリングパラメータ，および対処法について述べなさい．
　　1) アミオダロン＋ジルチアゼム
　　2) アミオダロン＋ワルファリン
　　3) ジルチアゼム＋ワルファリン

【臨床経過】アミオダロン投与を開始して3日後の血液検査の結果，INRが2.55に上昇していた．なお，アミオダロンが追加となった以外は，薬物療法や食事内容などに変更はない．

Step 6. この検査結果を受け，この患者の薬物療法はどのように修正するべきですか？

Step 7. アミオダロンによる相互作用の強度は今後どうなることが予想されますか？推定されるアミオダロンの血中薬物濃度推移から考察しなさい．

3　コラム

　薬物相互作用に関する情報は医薬品添付文書や各種医薬品集に掲載されているが，多剤併用患者の処方薬について薬物相互作用をチェックするのには非常に使いづらい．また，処方オーダリングシステムにも薬物相互作用チェックシステムが導入されているが，基本的には併用禁忌処方のみが対象であり，禁忌には指定されていないが相互作用により有害事象発現リスクが高まる組み合わせについてはシステムの監視をくぐり抜ける．そこで便利なのが，Web で無料利用できる Drug Interaction Checkers であり，Drugs.com が提供するものが有名である．Drugs.com のデータベース収載医薬品は米国で承認されているものに限られてしまうが，その欠点を補うのに十分なほど有用な情報が参考文献付きで得られる．なお，KEGG MEDICUS には日本の医薬品も収載されているが，その情報は医薬品添付文書に基づいているため，相互作用の程度や臨床的意義については自分でよく吟味する必要がある．

4　まとめ

- 薬物相互作用にはエビデンスの豊富な相互作用やメカニズムから推定される相互作用などがあり，かつ起こり得る相互作用の重篤度なども様々である．
- 相互作用回避のための対応方法には医薬品投与量の調節のみならず，投与タイミングの変更や，相互作用を生じない類薬への変更などもあるが，薬物治療の有効性を損なわないように対応することが重要である．
- 相互作用の強度は個人差が大きく，その大きさを個別患者で定量的に予測することは困難だが，薬物動態理論などに基づいて，薬物相互作用の時間経過を推測することは有用である．

16-3 症例3　薬物中毒（レベル3）

1　患者　88歳，女性

【主訴】食欲不振，吐き気，眩暈（めまい）

【現病歴】15年ほど前から発作性心房細動を指摘されていたが，強い症状はみとめないため経過観察されていた．数年前から時折動悸を感じるようになり，ジルチアゼム（ヘルベッサー®R）による心拍数コントロールおよびワルファリン（ワーファリン®）による抗凝固療法を開始．心拍数は60～70分台で良好にコントロールされていたが，3週間前に息苦しさを訴えて外来受診したのを期に，ジルチアゼムからジゴキシン（ハーフジゴキシン®）へ変更したところ，先週から食欲の低下を認め，昨日からは吐き気や眩暈も感じるようになったため来院となる．

【既往歴】甲状腺機能亢進症（治療），高血圧，心房細動，心不全

【生活歴】喫煙習慣なし，ビールを毎日コップ半分ほど飲む

【アレルギー歴】なし

【薬歴】チアマゾール（メルカゾール®）5 mg　1回1錠　1日2回　朝夕食後
　　　　テルミサルタン・ヒドロクロロチアジド配合剤（ミコンビ®）40/12.5 mg　1回1錠　1日1回　朝食後
　　　　ジゴキシン（ハーフジゴキシン®）0.125 mg　1回1錠　1日1回　朝食後
　　　　ワルファリン（ワーファリン®）1 mg　1回2.5錠　1日1回　朝食後
　　　　※ヒートシール調剤にて自己（家族）管理

【身体所見】身長 148 cm，体重 42 kg，血圧 110/65 mmHg，脈拍数 50 回/分（不整）

【血液検査所見】TP 7.0，Alb 3.2，AST 20，ALT 24，LDH 215，BUN 42，Cr 0.60，Na 140，K 3.0，WBC 5,500，Hb 9.8，Hct 38，INR 1.95，TSH 1.0，FT_3 3.0，FT_4 1.2，ジゴキシン 2.0 ng/mL

【心電図所見】心房細動，徐脈，心室期外収縮多数

【臨床診断名】#1. ジゴキシン中毒，#2. 心房細動，#3. 心不全，#4. 甲状腺機能亢進症，#5. 高血圧

2　Step by Step 症例解析

Step 1. ジゴキシンの有効血中濃度域を答えなさい．

Step 2. ジゴキシン中毒で認められる自・他覚症状や検査所見には何がありますか？

Step 3. この症例情報のうちジゴキシン中毒を示唆する所見はどれですか？
1) 自覚症状
2) 他覚症状，検査値

Step 4. この患者でジゴキシン中毒を助長していると考えられる要因は何ですか？
1) 血中濃度上昇に寄与する要因
2) 感受性の増大に寄与する要因

【臨床経過】服薬状況を確認したところ，患者は変更前の医薬品と混同し，ジゴキシンを朝夕の2回服用していたことが判明した．

Step 5. ジゴキシンを1回 0.125 mg 1日2回で3週間服用していたことを想定して現在の血中ジゴキシン濃度を評価しなさい．なお，患者の腎機能は低下しているので，1日2回投与では血中濃度の振れ幅を無視し，測定値は平均血中濃度として扱って構わない．また，ジゴキシン錠の経口バイオアベイラビリティは 0.7 である．
1) 以下の予測式を用いて，患者の分布容積（Vd）を見積りなさい．
　　$Vd = 3.8 \times Weight\,(kg) + 3.1 \times CLcr\,(mL/min)$
2) 見積った Vd を使って，患者のジゴキシンクリアランスを見積りなさい．
3) 患者のジゴキシン半減期を見積りなさい．
4) ジゴキシン投与を中止して血中濃度が 0.9 ng/mL 未満となるのはおよそ何日後ですか？
5) この患者で望ましいジゴキシン維持投与量を計算しなさい．

Step 6. ジゴキシンが治療域内へ低下するまでのあいだの治療計画を立案しなさい．
1) 介入内容
2) モニタリング項目

Step 7. この患者の服用間違いを回避するために有効な方法を提案しなさい．

3　コラム

　かつて，ジゴキシンの有効血中濃度域は 0.8 ～ 2.0 ng/mL 程度とされていた．しかしながら，心不全患者を対象とした大規模臨床試験（DIG 試験；プラセボ対照試験で，ジゴキシン投与によって死亡率の改善は認められなかった試験）のサブ解析の結果，0.5 ～ 0.9 ng/mL という低濃度域でコントロールしている患者では死亡率や再入院率がプラセボ群と比べて低い可能性が明らかとなり，現在では心不全患者のジゴキシン有効血中濃度域は 0.5 ～ 0.9 ng/mL と考えられている．これにより心不全患者に対してジゴキシンの 0.25 mg 錠が処方される頻度は激減している．

4　まとめ

・症状が特異的でない場合，医薬品投与量と患者の肝・腎機能，服薬状況，および測定されていれば薬物血中濃度などから症状の原因を総合的に判断する．
・薬物血中濃度が測定されている場合には患者の薬物動態値を推定し，専門的に評価した上で，今後とるべき対応を時間経過に沿って具体的に提案する．
・過量投与以外にも症状発現を助長している因子があれば，積極的に是正する．

付録1：臨床検査データ基準値一覧
薬物血中濃度モニタリング

1. 尿検査

検査項目	基準値	備考
蛋白	陰性	陽性では腎炎などの糸球体病変を示唆
糖	陰性	糖尿病などの高血糖症状で陽性
ウロビリノーゲン	±	
ビリルビン	陰性	黄疸時に陽性
ケトン体	陰性	糖尿病性ケトアシドーシス，飢餓状態で陽性
潜血	陰性	
尿沈渣	400倍の1視野あたりRBC 0〜2，WBC 0〜2	顆粒円柱は急性尿細管壊死（ATN）を示唆する．尿路感染症ではWBC，RBC増加

2. 血液検査

検査項目	基準値	備考
赤血球（RBC）	男 $4.27〜5.70 \times 10^6/\mu L$ 女 $3.76〜5.00 \times 10^6/\mu L$	失血，鉄欠乏性貧血などで低下
血色素（HbまたはHgb）	男 13.5〜17.6 g/dL 女 11.3〜15.2 g/dL	およそ男性14，女性12 g/dLと覚える
ヘマトクリット（HctまたはHt）	男 39.8〜52.8% 女 33.4〜44.9%	失血，鉄欠乏性貧血などで低下
白血球（WBC）	$4000〜9000/\mu L$	感染症，組織炎症，腫瘍などで増加
平均赤血球容積（MCV）	男 82.7〜101.6 fL 女 79.0〜100.0 fL	鉄欠乏性貧血では<80 fL
平均赤血球色素量（MCH）	男 28.0〜34.6 pg 女 26.3〜34.3 pg	
平均赤血球色素濃度（MCHC）	男 31.6〜36.6% 女 30.7〜36.6%	
白血球分画	桿状核球 5〜6% 分節核好中球 40〜60% 好酸球 1〜5% 好塩基球 0〜1% リンパ球 30〜40% 単球 3〜5%	急性感染症では桿状核球の分画が増加（核の左方移動）
血小板（Plt）	$15〜35 \times 10^4/\mu L$	ITP，DIC，再生不良性貧血等で低下
網状赤血球（Ret）	RBCの0.5〜1%	溶血性貧血，出血後の造血反応で増加

3. 血液生化学検査

検査項目	基準値	備考
血清酵素検査		
AST（GOT）	11～40 IU/L	急性肝炎等の肝障害で上昇，急性肝炎では AST/ALT 比＜1，肝硬変では＞1が多い
ALT（GPT）	6～43 IU/L	
ALP（アルカリホスファターゼ）	80～260 IU/L	肝疾患（特に閉塞性黄疸等）で増加
LDH	120～230 U/L	種々の組織障害（心筋梗塞，肝障害など）で増加
γ-GPT（または γ-GT，GGT）	男 10～50 IU/L 女 9～32 IU/L	胆道上皮に存在する酵素で，胆道閉塞，アルコール摂取，薬物で誘導されて増加する
ChE（コリンエステラーゼ）	男 322～762 IU/L 女 248～663 IU/L	肝細胞の蛋白合成の指標で，ネフローゼ症候群，脂肪肝等で増加，肝硬変等の慢性肝疾患で低下
アミラーゼ（Amy）	60～160 Somogyi 単位	急性膵炎，耳下腺炎等で増加
CK（クレアチンキナーゼ）	男 57～197 IU/L 女 32～180 IU/L	筋細胞の障害（心筋梗塞，横紋筋融解等）で増加．特に心筋梗塞では，CK の心筋型アイソザイム（CK-MB）が増加
ACP（酸性ホスファターゼ）	1.9～6.2 IU/L	前立腺がん等で上昇
血清蛋白		
アルブミン（Alb）	3.7～4.9 g/dL	ネフローゼ症候群，肝硬変等で低下
総蛋白（TP）	6.7～8.3 g/dL	炎症や腫瘍性疾患で増加，肝硬変や栄養不良で減少
ハプトグロビン（Hp）	40～200 mg/dL	溶血性貧血で低下
トランスフェリン（Tf）	250～400 μg/dL	鉄欠乏性貧血で増加
CRP（C 反応性蛋白）	＜0.3 mg/dL	炎症性疾患で増加
フェリチン（ferritin）	男 15～220 mg/L 女 10～80 mg/L	鉄欠乏性貧血で低下，炎症，腫瘍性疾患で増加
総鉄結合能（TIBC）	男 253～365 μg/dL 女 246～410 μg/dL	鉄欠乏性貧血で上昇，腫瘍性疾患で低下
非蛋白成分		
尿素窒素（BUN）	8～20 mg/dL	腎障害で増加
クレアチニン（Cr）	男 0.8～1.3 mg/dL 女 0.6～1.0 mg/dL	腎機能障害で増加．高齢者では筋肉量低下により，腎機能低下しても正常値を示すことあり
尿酸（UA）	男 3.9～6.8 mg/dL 女 2.5～5.8 mg/dL	痛風，腎不全，悪性腫瘍の化学療法後に増加
総ビリルビン（T. Bil）	0.2～1.2 mg/dL	閉塞性黄疸（直接型主体），溶血性貧血（間接型主体），肝炎で増加

脂質・血糖		
総コレステロール（TC）	130～240 mg/dL	糖尿病，肥満，ネフローゼ症候群，甲状腺機能低下症等で上昇
HDLコレステロール（HDL-C）	男 38～62 mg/dL 女 44～72 mg/dL	HDL-CとLDL-Cは，それぞれ動脈硬化の負と正の危険因子で，いわゆる善玉と悪玉コレステロール
LDLコレステロール（LDL-C）	< 140 mg/dL	
中性脂肪（TG）	50～150 mg/dL	
グルコース（Glu）	70～110 mg/dL	耐糖能以上（糖尿病等）で増加
HbA1c	< 6.2%（NGSP値）	糖尿病の合併症予防の治療目標値は< 7.0%（NGSP）（かつて日本で用いられたJOS値はNGSP値より0.4%低く測定される）
電解質		
Na	134～149 mEq/L	
K	3.3～5.0 mEq/L	
Cl	97～110 mEq/L	
Ca	4.2～5.1 mEq/L	
無機リン	2.5～4.6 mg/dL	
Mg	1.3～2.2 mEq/L	
出血凝固系検査		
出血時間（Bleeding Time）	Duke法 2～5分	
プロトロンビン時間（PT）	10～13秒	ワルファリン服用患者で延長，アジア人の治療域はINR値で1.5～2.5（白人では2.0～3.0）
活性化部分トロンボプラスチン時間（APTT）	27～40秒	ヘパリン投与患者で延長
トロンボテスト（TT）	70～130%	
フィブリノーゲン（fibrinogen）	200～400 mg/dL	DICで低下
フィブリン分解物（FDP）	< 10 μg/mL	DICで上昇

4. 血液ガス

検査項目	基準値	検査項目	基準値
pH	7.35～7.45	HCO_3^-	22～28 mEq/L
PaO_2	80～100 torr（mmHg）	Base excess	−2～+2
$PaCO_2$	35～45 torr	SaO_2	> 95%

5. 腫瘍マーカー

関係悪性腫瘍	腫瘍マーカー
肝細胞がん	αフェトプロテイン（AFP），PIVKA II
消化器がん	CEA（大腸がん等），CA-19-9（膵臓がん等）
扁平上皮がん	SCC抗原
卵巣がん，子宮内膜がん	CA125, CA130, STN（シアリルT抗原），CA72-4
前立腺がん	前立腺酸性ホスファターゼ（PAP）

| 絨毛がん，胞状奇胎 | HCG | |

6. 薬物血中濃度モニタリングの対象となる薬物とその治療域

薬物名	治療域（濃度）µg/mL	中毒域 µg/mL
てんかん薬		
フェニトイン	10～20	＞20
カルバマゼピン	4～12	＞8で副作用増加
バルプロ酸	40～125	＞100
フェノバルビタール	10～35	＞35
エトスクシミド	40～100	
プリミドン	5～15	
ゾニサミド	10～30	＞40
クロバザム	0.1～0.4	
クロナゼパム	0.02～0.07	0.04～0.27
ニトラゼパム	0.03～0.18	
ラモトリギン	3～15	
ガバペンチン	2～20	
トピラマート	5～20	
レベチラセタム	12～46	
抗うつ薬		
炭酸リチウム	0.8～1.4 mEq/L	＞1.5 mEq/L
アミトリプチリン	125～250	
イミプラミン	＞200	
抗精神病薬		
デカン酸ハロペリドール	5～15 ng/mL	
ブロムペリドール	＜15 ng/mL	
強心薬		
ジゴキシン	(0.5)～0.8 ng/mL	＞2 ng/mL
抗不整脈薬		
リドカイン	1～5	＞8
ジソピラミド	2～6	＞6
プロカインアミド	4～10	＞12
NAPA	6～20	
キニジン	2～6	＞6
メキシレチン	0.5～2	＞2
フレカイニド	0.2～1	＞1
シベンゾリン	70～250 ng/mL	
ピルジカイニド	0.2～0.9	
ピルメノール	＞0.4	
プロパフェノン（活性代謝物5水酸化体との総和）	0.05～1.5	

ベプリジル	0.25〜0.80	
アプリンジン	0.25〜1.25	
アミオダロン	0.5〜1.0	
抗生物質		
ゲンタマイシン	4〜9（ピーク値）	＞12（ピーク値），＞2（トラフ値）
トブラマイシン	4〜9（ピーク値）	＞12（ピーク値），＞2（トラフ値）
アミカシン	20〜30（ピーク値）	＞32（ピーク値），＞8〜10（トラフ値）
ジベカシン	6〜10（ピーク値）	＞10（ピーク値），＞2（トラフ値）
テイコプラニン	5〜30（重症例では高めを推奨）	＞40〜60
アルベカシン	9〜20（ピーク値）	−
ボリコナゾール	1〜2	＞4〜5
バンコマイシン	20〜35（ピーク値） 5〜10（トラフ値）	＞50（ピーク値）
免疫抑制薬		
シクロスポリン	50〜200 ng/mL（トラフ値）	＞300 ng/mL
タクロリムス	肝移植：5〜20 ng/mL（トラフ値），腎移植：7〜20 ng/mL（移植後1〜3か月），4以降は5〜15 ng/mL（トラフ値）	左記の濃度以上
エベロリムス	3〜15 ng/mL	
ミコフェノール酸	AUC* として30〜60 mg・h/L	
メトトレキサート	非中毒域を示す．投与後24, 48, 72時間後で，それぞれ5, 0.5, 0.05 μmol/L 以下．これ以上では中毒の可能性が高まる．	左記の濃度以上
抗悪性腫瘍薬		
イマチニブ	＞1 μmol/mL	
その他		
テオフィリン	10〜20	＞20
アセチルサリチル酸	100〜250（抗炎症効果）	＞400

* AUC：area under the blood concentration-time の略．薬物血中濃度時間下面積

付録2：略語一覧

略語	英名	意味
ACE	angiotensin converting enzyme	アンジオテンシン変換酵素
ACT	activated coagulation time	活性化全凝固時間
AFP	alpha-fetoprotein	α-胎児性蛋白
Alb	serum albumin	血清アルブミン
ALP	alkaline phosphatase	アルカリホスファターゼ
ALT	alanine aminotransferase	アラニンアミノトランスフェラーゼ
AMY	amylase	アミラーゼ
ANA	antinuclear antibody	抗核抗体
aPTT	activated partial thromboplastin time	活性化部分トロンボプラスチン時間
ARB	angiotensin Ⅱ receptor blockers	アンジオテンシンⅡ受容体拮抗薬
AST	aspartate aminotransferase	アスパラギン酸アミノトランスフェラーゼ
Baso	basophil count	好塩基球%
BCG	Bacillus Calmette-Guerin	カルメット-ゲラン桿菌
BMI	body mass index	体格指数
BNP	brain natriuretic peptide	脳性ナトリウム利尿ペプチド
BP	blood pressure	血圧
BSA	body surface area	体表面積
BT	body temperature	体温
BUN	blood urea nitrogen	血中尿素窒素
C1q	complement component 1q	補体C1q
C3	complement component 3	補体C3
Ca	serum calcium	血清カルシウム
CA125	cancer antigen 125	がん抗原125
CA19-9	carbohydrate antigen 19-9	糖鎖抗原19-9
CCr	creatinine clearance	クレアチニンクリアランス
CD4	T lymphocytes express cluster determinant 4	CD4（ヘルパーT細胞）サブセット
CD8	suppressor T lymphocytes express cluster determinant 8	CD8（サプレッサーT細胞）サブセット
CEA	carcineoembryonic antigen	がん胎児性抗原
ChE	choline esterase	コリンエステラーゼ
CK	creatine kinase	クレアチンキナーゼ
CK-MB	creatine kinase-myoglobin isoform	クレアチンキナーゼ-ミオグロビン分画
Cl	serum chlorides	血清塩素（クロール）
CPR	C-peptide reactivity	C-ペプチド
CRP	C-reactive protein	C反応性蛋白
CT	computerized tomography	コンピュータ断層撮影
CTR	cardiothoracic ratio	心胸郭比
CVD	cardiovascular diseases	心臓血管疾患
CYFRA21-1	cytokeratin 19 fragments	サイトケラチン19フラグメント
DAS	disease activity score	疾患活動性スコア
D.Bil	direct bilirubin	直接（型）ビリルビン

D-D	D-dimer	D ダイマー
DBP	diastolic blood pressure	拡張期血圧
ECG	electrocardiography	心電図
eGFR	estimated glomerular filtration rate	推算糸球体ろ過量
Eos	eosinophil	好酸球％
ER	estrogen receptor	エストロゲンレセプター
ESR	erythrocyte sedimentation rate	赤血球沈降速度
Fe	serum iron	血清鉄
FEV$_{1.0}$	forced expiratory volume in 1 second	努力呼気量（1秒量）
FiO$_2$	fraction of inspired oxygen concentration	吸入気酸素濃度
FT3	free triiodothyronine	遊離トリヨードサイロニン
FT4	free thyroxine	遊離サイロキシン
GBM	glomerular basement membrane	腎糸球体基底膜
GGT（γ-GTP）	ganmma-glutamyl transpeptidase	γ-グルタミルトランスペプチダーゼ
Glu	plasma glucose	血糖
HAV	hepatitis A virus	A 型肝炎ウイルス
HbA$_{1c}$	hemoglobin A$_{1c}$	ヘモグロビン A$_{1c}$
HBIgM	antihepatitis B core immunoglobulin M	抗 B 型肝炎ウイルスヒト免疫グロブリン M
HBV	hepatitis B virus	B 型肝炎ウイルス
HCO$_3^-$	bicarbonate	血漿重炭酸イオン
Hct	hematocrit	ヘマトクリット
HCV	hepatitis C virus	C 型肝炎ウイルス
HDL-C	high-density lipoprotein cholesterol	HDL コレステロール
HER2	human epidermal growth factor receptor 2	ヒト上皮成長因子受容体 2
Hgb (Hb)	hemoglobin	ヘモグロビン
HMG-CoA	3-hydroxy-3-methylglutaryl coenzyme A	ヒドロキシメチルグルタリル CoA
HR	heart rate	心拍数
hsCRP	high-sensitivity C reactive protein	高感度 CRP
Ht	height	身長
IBW	ideal body weight	理想体重
ICU	intensive care unit	集中治療病棟
IgA	immunogloblin A	ヒト免疫グロブリン A
IgE	immunogloblin E	ヒト免疫グロブリン E
IgG	immunogloblin G	ヒト免疫グロブリン G
IgM	immunogloblin M	ヒト免疫グロブリン M
INR（PT-INR）	(prothrombin time-) international normalized ratio	（プロトロンビン時間-）国際標準比
IP	inorganic phosphates	血清無機リン
iPTH	intact parathyroid hormone	全分子副甲状腺ホルモン
K	serum potassium	血清カリウム
Ki-67	Ki-67 antigen	Ki-67 抗原
KL-6	Krebs von den Lungen-6	シアル化糖鎖抗原 KL-6
LDH	lactate dehydrogenase	乳酸脱水素酵素
LDLC	low-density lipoprotein cholesterol	LDL コレステロール
LFTs	liver function tests	肝機能検査値

LVEF	left ventricular ejection fraction	左室駆出率
Lymph	lymphocytes	リンパ球
MCV	mean cell volume	平均赤血球容積
Mg	serum magnesium	血清マグネシウム
Mono	monocytes	単球
MPO-ANCA	myeloperoxidase-specific anti-neutrophil cytoplasmic antibody	ミエロペルオキシダーゼ特異的抗好中球細胞質抗体
MRI	magnetic resonance imaging	磁気共鳴映像法
MRSA	methicillin-resistant *Staphylococcus aureus*	メチシリン耐性黄色ブドウ球菌
Na	serum sodium	血清ナトリウム
Neut	neutrophils	好中球
NSAIDs	non-steroidal anti-inflammatory drugs	非ステロイド性抗炎症薬
NT-proBNP	N-terminal prohormone of brain natriuretic peptide	脳性ナトリウム利尿ペプチド前駆体N末端フラグメント
P	pulse	脈拍
PaCO$_2$	partial pressure of CO$_2$ in arterial blood	動脈血CO$_2$分圧
PaO$_2$	partial pressure of O$_2$ in arterial blood	動脈血O$_2$分圧
PCI	percuatenous coronary intervention	経皮的冠動脈インターベンション
PCR	polymerase chain reaction	ポリメラーゼ連鎖反応
pH	arterial pH	動脈血pH
Plt	platelet count	血小板数
PPI	proton pump inhibitors	プロトンポンプ阻害薬
PR	progesterone receptor	プロゲステロンレセプター
PR3-ANCA	proteinase 3 specific anti-neutrophil cytoplasmic antibody	プロテアーゼ3特異的抗好中球細胞質抗体
PSA	prostate-specific antigen	前立腺特異抗原
PT	prothrombin time	プロトロンビン時間
PT-INR	prothrombin time-international normalized ratio	プロトロンビン時間-国際標準比
RAS	renin-angiotensin system	レニン-アンジオテンシン系
RBC	red blood cell count	赤血球数
Ret	reticulocyte count	網赤血球数
RF	rheumatoid factor	リウマチ因子
RR	respiratory rate	呼吸数
RT-PCR	reverse transcription polymerase chain reaction	逆転写ポリメラーゼ連鎖反応
SAT	saturation of peripheral oxygen	動脈血酸素飽和度
SBP	systolic blood pressure	収縮期血圧
SCC	squamous cell carcinoma	SCC抗原
SCr	serum creatinine	血清クレアチニン
SLE	systemic lupus erythematosus	全身性エリテマトーデス
SpO$_2$	saturation of peripheral oxygen	動脈血酸素飽和度
T.Bil	total bilirubin	総ビリルビン
T3	triiodothyronine	トリヨードサイロニン
T4	thyroxine	サイロキシン
TC	total cholesterol	総コレステロール
TG	triglyceride	中性脂肪

TIBC	total iron binding capacity	総鉄結合能
TP	total protein	血清総蛋白
TSAT	transferrin saturation	トランスフェリン飽和度
TSH	thyroid-stimulating hormone	甲状腺刺激ホルモン
TT	thrombotest	トロンボテスト
UA	uric acid	血清尿酸
UIBC	unsaturated iron binding capacity	不飽和鉄結合能
UV	urine volume	尿量
WBC	white blood cell count	白血球数
Wt	total body weight	体重
XP	X-ray photography	X線写真

索　引

あ

アイミクス®配合錠 LD	52
アカシジア	50
悪性腫瘍	109, 141
アザチオプリン	112
亜硝酸薬	140
アスナプレビル	57
アスピリン	7, 12, 14, 79
アスピリン喘息	22, 23, 25
アセトアミノフェン	25, 30, 137
アダラート®CR	79
アダラート®LA	99
アーチスト®	79
アデノシン A2a 受容体拮抗薬	119
アテノロール	7
アトルバスタチン	79, 92, 96
アドレナリン	25
アポモルヒネ	122
アマリール®	7, 33
アミオダロン	157
アミノフィリン点滴	22
アミノレバン注	59
アムロジピン	15, 92, 96
アムロジン®	96
アリピプラゾール	50
アルコール依存症	50
アルコール性肝硬変	59, 61
アルコール性肝障害	61
アルコール摂取	22
アルダクトン®A	59
アルツ®	135
アルデヒドデヒドロゲナーゼ	22
アルファカルシドール	96, 99
アルファロール®	96, 99
アレルゲン皮内反応	25
アロプリノール	92, 99
アンカロン®	157
アンジオテンシンⅡ受容体拮抗薬	98
アンジオテンシン変換酵素	98
IgA 受容体	101
IgA 腎症	99, 101
IgE クロスリンク	22
IgG HAV 抗体陽性率	54
α-グルコシダーゼ阻害薬	67

い

angiotensin coverting enzyme	98
angiotensin Ⅱ receptor blocker	98
IFN	57
IgE radioallergosorbent test	20
INH	38
ITP	134
RAST	20
RFP	38
胃がん切除	109
胃がん発症	134
イストラデフィリン	119
イソニアジド	38
1 型糖尿病	68, 70
胃粘膜の萎縮	134
胃の MALT リンパ腫	134
イブプロフェン	23, 30
イプラグリフロジン	33
イミダプリル	92
医薬品添付文書	159
医療・介護関連肺炎	33, 35
イルベサルタン／アムロジピン配合錠	52
因果関係の程度	156
インスリン製剤	67, 70, 73
インスリン治療	73
インスリン抵抗性改善薬	67
インスリン デグルデク（遺伝子組換え）	71
インターフェロン	57
院内肺炎	35
インフルエンザウイルス	32
インフルエンザ菌	32, 35
EB	38
eGFR	98
ESA	98
ESKD	95
interferon	57

う

ウイルス性	32
ウェアリング・オフ現象	119
ウェゲナー肉芽腫症	112
うつ病	39, 42, 46
うつ病の認知療法・認知行動療法	42
運動	22
運動合併症	119
運動療法	28
ALDH	22
ARB	73, 98
ARISTOTLE	129
visual analogue scale	86

え

壊死性肉芽腫性病変	112
エソメプラゾール	12, 79
エタンブトール	38
エチゾラム	117
エナラプリル	7, 99
塩基性 NSAIDs	25
嚥下障害	35
エンタカポン	119
エンピリック治療	32
A 型インフルエンザの治療薬	119
ACE 阻害薬	35, 73, 98
A-DROP スコアシステム	32
ALDH-2 の変異	22
HBV 腎症	109
HCV 感染症患者	57
HER2 遺伝子	144
HMG-CoA 還元酵素阻害薬	78, 81
L-ドパ	119
LDL コレステロール	98
M_3 受容体阻害	28
MAO-B 阻害薬	119
MRSA の治療薬	38
NSAIDs*誘発性胃潰瘍	135
SLE 様症状	90
SP®トローチ	23
ST 合剤	33
SU 剤	67
end-stage kidney diesease	95
ENGAGE AF-TIMI 48	129
estimated glonerular filtration rate	98
HAP	35
HAQ	86
LABA	22, 28
L-dopa	119
mL/min	9
MPA	112
NHCAP	33, 35
NS5A	57
NSAIDs	22, 25, 137

SABA	28	
SLE	87, 90, 109	
SM	38	

お

黄色ブドウ球菌	32, 35
横紋筋融解症	78
オマリズマブ	22
オランザピン	42, 48, 50
オン-オフ現象	119

か

化学療法	38
覚せい剤	50
カバサール®	120
カフェイン	140
カベルゴリン	120
カリメート®	92
過量投与	162
カルシウム拮抗薬	9, 35, 140
カルシトリオール	92
カルタン®	12, 92
カルバペネム	32
カルベジロール	79
過労	101
カロナール®	30
肝がん発症リスク	57
肝硬変	57, 61
肝硬変症	58
肝疾患	51
間質性肺炎	122
肝性脳症	59, 61
関節内ステロイド薬注入	137
関節リウマチ	86
冠動脈ステント	14
cardiovascular disease	95
catecol-O-methyl transferase	119
γ-GTP	61

き

気管支拡張剤	28
気管支喘息	19, 20, 22
キノロン系抗菌薬	32
気分安定化薬	46
逆流性食道炎	131, 138, 140
逆流性食道炎のリスク因子	140
ギャンブル依存症	122
急性ウイルス肝炎	54
急性A型肝炎ウイルス感染症	52
急性HAV感染	54
急性肝炎	54
急性上気道感染症	101
急性心筋梗塞	15, 79
急性前壁中隔心筋梗塞	15
急性発作自体の重症度	22
急速進行性糸球体腎炎	110, 112
吸入抗原	22
吸入ステロイド薬	22
強迫神経症	122
虚血性心疾患	11, 17
金	109
筋炎	78
筋痛症	78

く

クエン酸第一鉄ナトリウム	99
グッドパスチャー症候群	112
クラビット®	23, 30, 154
クラミジア	32
グリコペプチド	32
グリニド薬	67
グリメピリド	7, 33
グルコース吸収遅延薬	67
グルタミン酸脱炭酸酵素	70
クロピドグレル	12, 14, 79
クロフェダノール	23
chronic kidney dieseaes	95
chronic obstructive pulmonary disease	26

け

経血液感染	54
経口感染	54
経口抗凝固薬	129
経口ステロイド	28
経口セフェム薬	32
経口副腎ステロイド	106
血液透析	90
血液透析患者	14
結核	38
血管疾患リスク	78
血管内脱水	106
血漿交換療法	112
血小板減少性紫斑病	134
血清クレアチニン値	98
血清クレアチニンの上昇	78
血糖管理	70
ケトアシドーシス	50
ゲノムワイド連鎖解析	70
ゲファニール®	135
ゲファルナート	135
幻覚	122
嫌気性菌	35
顕微鏡的血尿	98
顕微鏡的多発血管炎	112
KEGG MEDICUS	159

こ

降圧薬	6
高アンモニア血症	61
抗ウイルス薬	54
抗ウイルス療法	57
抗うつ薬	42
高ガストリン血症	140
高K血症	95, 98
抗がん剤	148
抗凝固薬	14
抗凝固療法	126, 129
抗菌薬	32
口腔ケア	35
高血圧	3, 7, 124, 127, 157, 160
高血圧緊急症	9
高血圧症	4, 12, 76, 79, 93
高血圧治療	6
抗結核菌作用	38
抗原特異的IgE抗体価測定	20
抗コリン薬	116
抗コリン薬吸入	22, 28
抗腫瘍壊死因子α	86
甲状腺機能亢進症	160
甲状腺ホルモン併用療法	42
抗GAD抗体	70
抗生剤	28
抗精神病薬	46, 50
口舌ジスキネジア	119
梗塞後心不全	17
抗パーキンソン薬	35
紅斑性病変	90
抗ヒスタミン薬	25
高ビリルビン血症	54
抗ロイコトリエン薬	25
誤嚥性肺炎	33, 35
固形がん	109
コリン受容体	50
コルドリン®	23
COMT阻害薬	119
COX阻害作用	137
community acquired pneumonie	32

さ

ザイロリック®	92, 99
サルコイドーシス	109
サルタノール®インヘラー	20
サルブタモールインヘラー	20

酸化マグネシウム	79, 117	CK上昇	78	喘息発作誘発	25
3剤併用療法	14, 57	CKD患者	98, 101	全般評価	86
酸素吸入	22	GLP-1受容体作動薬	67	前立腺がん	149, 150, 152
残存狭窄	17	CAP	32, 35	前立腺がんのマーカー	152

し

シクロオキシゲネース阻害作用	137	COPD	26		
		CKD	91, 95, 99	## そ	
シクロホスファミド	112	CVD	95	双極性Ⅰ型障害	43, 44
ジゴキシン	160, 162	systemic lupus erythematosus	90	双極性Ⅱ型	42
ジゴキシン中毒	160			双極性障害	46
自己抗体	70	## す		総合感冒剤	23
自己免疫疾患	83, 86	推算系球体ろ過量	98	躁症状	42
脂質異常	17	髄膜炎	38	躁病期	46
脂質異常症	7, 76, 78, 79	睡眠薬	61	僧帽弁置換術後	127
脂質異常症ガイドライン	81	スーグラ®	33	足創部の感染症	71
脂質代謝異常症	75	スクリーニング検査	148	速効型食後血糖改善薬	67
ジスキネジア	119	ステップ・アップ	22	ソブリアード®	55
市中感染肺炎	30	ステップ・ダウン	22	ゾリンジャー・エリソン症候群	140
市中肺炎	32, 35	ステロイド依存性	25	ゾルピデム	79
疾患修飾性抗リウマチ薬	86	ステロイド吸入	28		
シナカルセト	12	ステロイドパルス療法	112	## た	
ジプレキサ®	48	ステロイド薬静注	22	大うつ病	42, 46
シメプレビル	57	ステロイド離脱	106	大うつ病性障害	40
シメプレビルナトリウム	55	ストレプトマイシン	38	代謝性アシドーシス	95
重症喘息発作	25	スピロノラクトン	59	体重増加	50
修正電気けいれん療法	42	スルホニルウレア薬	67	対症療法薬	17
十二指腸潰瘍	132	スルホニル尿素（SU）薬	67	大腸がん	145
出血リスク	126			大腸（結腸）がん	148
腫瘍マーカー	152	## せ		大腸（直腸）がん	146
消化管感染症	101	成人呼吸器感染症	32	大腸ポリープ	148
消化性潰瘍	131, 134	精神神経疾患	39	耐糖能異常	50
消化性潰瘍リスク	137	成人ネフローゼ症候群	109	第二世代プロテアーゼ阻害薬	57
硝酸イソソルビド貼付剤	15	精製ヒアルロン酸ナトリウム	135	ダクラタスビル	57
上部消化管粘膜障害リスク	137	静注医薬品	9, 17	多剤耐性肺炎球菌	32
ジルチアゼム	9	静注降圧薬	9	多剤併用患者	159
ジルチアゼム徐放剤	157	生物製剤	86	多受容体作用抗精神病薬	50
腎炎治療	90	脊椎病変	38	タナトリル®	92
腎機能障害	71, 73	赤血球造血刺激因子製剤	98	多発性の関節炎	86
心筋梗塞	14, 17	セベラマー	12	タモキシフェン	142
心血管疾患	95	セミファウラー位	35	ダルベポエチンアルファ	96
心血管病	17, 81	セレギリン	119	炭酸水素ナトリウム	92
心血管病のリスク因子	14	セレコキシブ	84, 137	炭酸リチウム	46
心原性脳塞栓症	126	セレックス®	84	短時間作用型 β_2 刺激薬	28
人工呼吸管理	35	セロトニン症候群	119	蛋白尿	98, 101, 106
心臓弁膜症	122	セロトニン・ドパミン拮抗薬	50		
シンバスタチン	7	潜在がん	152	## ち・つ	
心不全	120, 160	全身性エリテマトーデス	87, 90	チアマゾール	160
腎不全	95	全身性浮腫	106	チクロピジン	14
心不全患者	162	喘息	22	遅発性ジスキネジア	50
心房細動	123, 126, 127, 160	喘息症状増悪	25	中枢神経症状	90
心房細動患者	129	喘息の重症度	22	長時間作用型 β_2 刺激薬	28
心房細動心電図	126			腸内細菌	35
				直接服用確認療法	38

沈降炭酸カルシウム 12, 92	トリクロルメチアジド 76	肺炎 29
鎮痛治療 137	トレシーバ®注フレックスタッチ® 71	肺炎球菌 30, 32, 35
tumor node metastasis 148	ドロキシドパ 119	肺炎球菌性肺炎 32
	doubtful 156	肺炎の原因菌 35
て	Drug Interaction Checkers 159	肺結核症 36
低アルブミン血症 106		配合剤 67
ディオバン® 96	**な**	梅毒 109
テオフィリン 22, 35, 140	内分泌療法 144	肺胞出血 110
デカリニウム塩化物 23	Naranjo Adverse Drug Reaction Probability Scale 156	肺リハビリテーション療法 28
テノーミン® 7		パーキンソン病 113, 114, 116, 117, 120
デパケン® 154	Nursing and Healthcare-associated pneumonia 35	バクタ® 33
デパス® 117		バソプレシン 95
テルミサルタン・ヒドロクロロチアジド配合剤 160	**に**	麦角系ドパミン D₂ アゴニスト 122
てんかん 50	II 型双極性障害 46	鼻茸 25
D-ペニシラミン 109	2 型糖尿病 64, 67, 71, 98	鼻ポリープ 25
DPP-4 阻害薬 67	2 型糖尿病合併症 71	ハーフジゴキシン® 160
TNFα 阻害剤 38	2 型糖尿病治療薬 67	パリペリドン 50
TNM 分類 148	ニカルジピン 9	バルサルタン 96
t-PA 製剤 17	2 剤併用抗血小板療法 14	ハルシオン® 58, 150
DAPT 14	2 次結核症 38	バルプロ酸徐放錠 154
DAS28 86	日中過眠 122	半月体形成性糸球体腎炎 112
definite 156	ニトログリセリン 9	反射性頻脈 9
directly observed treatment 38	ニトログリセリン舌下スプレー 12	high-intensity statin therapy 81
disease activity score 86	ニトロプルシドナトリウム 9	
DOT 38	ニフェジピン徐放錠 79, 99	**ひ**
DSM-5 46	ニポラジン® 23	ヒアルロン酸の関節内注入 137
dual anti-platelet therapy 14	乳がん 141	ピオグリタゾン 67
TSAT 98	乳がん細胞の悪性度 144	ビグアナイド薬 67
	乳がんの治療 144	ピークフロー 22
と	ニューキノロン 32, 38	非構造蛋白 5A 阻害薬 57
統合失調症 47, 48, 50	尿毒症 92, 93, 96	微小変化型群 104
透析 14		ヒスタミン H₂ 受容体遮断薬 140
糖尿病 7, 17, 63, 96	**ね**	
糖尿病合併症 73	ネキシウム® 12, 79	ヒスタミン受容体 50
糖尿病性腎症 96, 98	ネスプ® 96	非ステロイド系抗炎症薬 135
糖尿病の足病変 73	ネフローゼ症候群 90, 99, 103, 104, 106, 107, 109	非代償性肝硬変症 61
動脈硬化性血管疾患リスク 6	粘膜保護薬 140	ピタバスタチン 12
トコフェロールニコチン酸エステル 99		非定型抗精神病薬 42
突発的睡眠 122	**の**	非定型的薬物 50
ドパミン 35	脳梗塞患者 35	ヒートシール調剤 160
ドパミンアゴニスト 116	脳腫瘍 50	非麦角系ドパミンアゴニスト 122
ドパミン受容体刺激薬 119	脳卒中発症リスク 126	皮膚障害 156
ドパミン受容体の部分作動薬 50	ノルアドレナリン作動薬 119	非弁膜症性心房細動 124
ドパミン D₂ 受容体遮断薬 50	ノルバスク® 15, 92	非弁膜症性心房細動患者 129
ドパミン分解阻害（末梢）作用 119	ノルバデックス® 142	ピラジナミド 38
トラスツズマブ 144	non-structural 5A 57	BCG の接種 38
トラゼンタ® 71		PL®顆粒 23
トランスフェリン飽和度 98	**は**	PPI 治療 140
トリアゾラム 58, 150	バイアスピリン® 7, 12, 79	

PSA 検査	152	questionnaire	86	免疫抑制薬	38
PVC チューブへの吸着	17				
PPI	140	**ほ**		**も**	
PZA	38	発作性心房細動	157	妄想	50
		ボーラス	9	網膜症	98
ふ		ポリスチレンスルホン酸カルシウム	92	目標 LDL-C 値	81
不安定狭心症	12, 14	ホルモン療法	152	モニラック®シロップ	59
フェリチン	98	本態性高血圧	6	モノクローナル抗体	144
フェロミア®	99	ホーン・ヤール分類	116	moderate-intensity statin therapy	81
フォスブロック®	12	possible	156		
フォンビルブラント因子	95	von Willebrand	95	**や**	
副腎皮質ステロイド	25			薬剤性ジスキネジア	117
浮腫	106	**ま**		薬剤性パーキンソニズム	116
不整脈	123	マイコプラズマ	32	薬物依存	50
プラスグレル	14	マイスリー®	79	薬物血中濃度	162
プラバスタチン	81, 99	膜性腎症	107, 109	薬物血中濃度モニタリング	46, 163
プラビックス®	12, 79	マグミット®	117	薬物相互作用	157, 159
フランドル®テープ	15	マグラックス®	79	薬物中毒	160
フルイトラン	76	マクロライド耐性	32	薬物有害反応	153
フルタイド®ディスカス	20	末期腎不全	95	薬物誘発性の皮膚障害	156
フルチカゾンプロピオン酸エステルディスカス	20	マラリア	109	薬物誘発性パーキンソン病	50
ブルフェン®	23, 30	慢性 HCV 肝炎症	55		
ブレディニン®	99	慢性 HCV 感染	57	**ゆ・よ**	
プレドニゾロン	88, 99	慢性呼吸不全	28	ユベラ®N	99
プレドニン®	88, 99	慢性 C 型肝炎ウイルス感染症	55	溶液量	9
プロスタグランジン E_2	137	慢性腎臓病	91, 95	4 剤併用療法	38
フロセミド	99	慢性腎不全	12		
プロテアーゼ阻害薬	57	慢性鼻炎	25	**ら**	
分子標的薬	144	慢性副鼻腔炎	25	ラクツロース	59
probable	156	慢性閉塞性肺疾患	26	ラシックス®	99
VAS	86	MARTA	50	ラテントがん	152
				rhabdomyolysis	78
へ		**み**			
米国精神神経学会の診断基準	46	ミオコール®スプレー	12	**り**	
併用禁忌処方	159	右下肺野	35	リウマトレックス®	84
ペガシス®	55	ミコンビ®	160	リシノプリル	124
ペグ・インターフェロン	57	水飲みテスト	35	リスペリドン	50
ペグ・インターフェロン α-2$_a$（遺伝子組換え）	55	ミゾリビン	99	リズムコントロール	126
ペニシリン	32	myalgia	78	リツキシマブ	112
ペニシリン耐性肺炎球菌	32	myositis	78	リナグリプチン	71
ヘリコバクター・ピロリ菌	132, 134			リネゾリド	38
ヘルベッサー®R	157	**む・め**		リハビリテーション	84
変形性膝関節症	137	multi-acting receptor targeted antipsychotics	50	リバビリン	55, 57
便潜血反応	148	メキタジン	23	リバロ®	12
ベンゾジアゼピン系薬	35	メトグルコ®	7	リピトール®	79, 92, 96
弁膜症	120	メトトレキサート	84, 112	リファンピシン	38
β_2 刺激薬の吸入	22	メトホルミン	7, 67	リポバス®	7
β 遮断薬	22	メネシット®	117, 120	リュープリン®SR	142
β-ラクタム系薬	32	メバロチン®	99	リュープロレリン	142
health assessment		メルカゾール®	160	リン酸エステル型ステロイ	

ド 25	系（RAS）阻害薬 101	ロスバスタチン 81
臨床検査データ基準値一覧 163	レバトール® 55	ロチゴチン 122
RE-LY 129	レビー小体型認知症 116	ロンゲス® 124
	レボドパ・カルビドパ配合剤 116, 117, 120	long acting β_2 agonist 22, 28
	レボフロキサシン 23, 30, 154	low-intensity statin therapy 81
		ROCKET AF 129

れ

- レイノー現象 90
- レグパラ® 12
- レジオネラ属菌 32
- レジオネラ肺炎 32
- レートコントロール 126
- レニベース® 7, 99
- レニン-アンギオテインシン

ろ

- ロイコトリエン拮抗薬 22
- ロカルトロール® 92
- ロキソニン® 135
- ロキソプロフェンナトリウム 135

わ

- ワーファリン® 127, 157, 160
- ワルファリン 14, 127, 129, 157, 160

著者プロフィール（50音順）

石橋 賢一（いしばし　けんいち）
明治薬科大学病態生理学研究室教授
1981年　東京医科歯科大学医学部卒業
1981年　同大学第二内科入局
1987-1990年　アメリカUCSF腎臓内科リサーチフェロー
1998-2004年　自治医科大学薬理学・腎臓内科学講師
2004-2007年　国立病院機構千葉東病院臨床研究センター部長
2007年4月より現職
専門：水電解質代謝，腎臓内科
徳島県出身で，余興に「阿波踊り」をすると盛り上がる（海外でもAwa-Odori folk dance = Awa dance）．「四国巡礼」はまだしたことがない．

越前 宏俊（えちぜん　ひろとし）
明治薬科大学薬物治療学研究室教授
1978年　北海道大学医学部卒業
1978年　国立病院医療センター内科研修医
1980年　米国コロラド大学臨床薬理学フェロー
1983年　西ドイツ，ボン大学内科，フンボルト財団フェロー
1984年　国立病院医療センター消化器レジデント
1986年　国立健康栄養研究所，研究官，学位（医学博士）取得
1994年　北里大学医学部薬理学講師
1995年より現職
薬物応答性の個人差に対する臨床薬理学が主要な研究テーマ．
趣味はクラシック音楽の鑑賞，読書と教育

小川 竜一（おがわ　りゅういち）
明治薬科大学薬物治療学研究室講師
専門：臨床薬学，臨床薬理学，医薬品情報学
2002年　明治薬科大学大学院臨床薬学専攻博士後期課程中退
2002年　明治薬科大学薬物治療学助手
2010年　博士（臨床薬学）学位取得
2010年　明治薬科大学薬物治療学助教
2011-2012年　Department of Pharmacy Practice, University of Illinois at Chicago, IL, USA留学
2015年より現職
東京都練馬区出身．モータースポーツ（Red Bull Air RaceやSuper GT）のファン．サーキットトライアルやジムカーナ走行会などにも愛車でたまに参加する．世界各国のビールを飲むことがオフの楽しみ．

PROGRESS 症例解析演習
―最適薬物治療へのアルゴリズム―

定価（本体4,000円＋税）

2015年3月23日　初版発行 ©
2018年4月18日　2刷発行

編 著 者　越　前　宏　俊
発 行 者　廣　川　重　男

印刷・製本　日本ハイコム
表紙デザイン　㈲羽鳥事務所

発行所　京 都 廣 川 書 店
東京事務所　東京都千代田区神田小川町2-6-12 東観小川町ビル
　　　　　　TEL 03-5283-2045　FAX 03-5283-2046
京都事務所　京都市山科区御陵中内町　京都薬科大学内
　　　　　　TEL 075-595-0045　FAX 075-595-0046

URL http://www.kyoto-hirokawa.co.jp/

京都廣川・刊行書（ル-3a）

41の症例に対する薬剤師と患者のやりとりを、シナリオ形式で臨場感をもってリアルに再現した、国内初のテキスト。実務実習・PBLのテキストとして最適。

シナリオ症例解析〔第2版〕
医療の現場で今

総編集　京都薬科大学特命教授　髙山 明

薬学において語られることが少ない「人間」を、常に念頭においた新形態病態論テキスト。じっくり想像力を働かせながら読み、物事の捉え方・考え方について深く考察して欲しい。

症例人間病態論 Vol.1
著　城西大学薬学部教授　加園 恵三

症例人間病態論 Vol.2
著　城西大学薬学部教授　加園 恵三
　　城西大学薬学部教授　太田 昌一郎

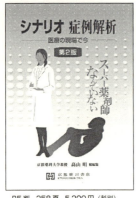

B5判 258頁 5,200円（税別）
ISBNコード：978-4-906992-43-0

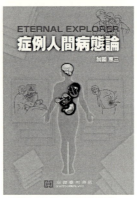

B5判 350頁 6,800円（税別）
ISBNコード：978-4-906992-19-5

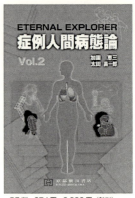

B5判 274頁 6,000円（税別）
ISBNコード：978-4-906992-53-9

疾患による体の変化、そして検査値の変化がなぜ起きるのか、そのメカニズムに注目して記された、病態的見地から思考する臨床検査テキスト。

病態臨床検査
基礎、疾患別理解から実践症例へ

著　帝京大学薬学部准教授　大藏 直樹

より高いレベルで検査値を読み解く力をつける目的で、症例を基に臨床検査データを示しその変化を考察する。

疾患ハイライト 薬学臨床検査
著　星薬科大学教授　輪千 浩史

恒常性のバランスが崩れて起こる疾患の成り立ちを、細胞レベル・分子レベルで理解することを目的に企画されたテキスト。メカニズムを科学的に理解させる。

病態生化学 解明〔第2版〕
代謝メカニズムから疾患を科学する

著　大阪薬科大学教授　藤森 功

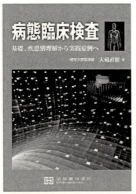

B5判 218頁 4,800円（税別）
ISBNコード：978-4-906992-26-3

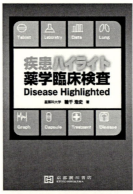

B5判 140頁 4,800円（税別）
ISBNコード：978-4-906992-16-4

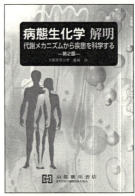

B5判 352頁 6,800円（税別）
ISBNコード：978-4-909197-13-9

京都廣川書店
KYOTO HIROKAWA

URL: http://www.kyoto-hirokawa.co.jp/